Dieta basada en plantas

Guía para principiantes de recetas sin base vegetal y sin gluten: mejore su salud, obtenga más energía y sienta lo mejor (Libro en español / Plant-Based Diet Spanish Book)

Por *Jennifer Louissa*

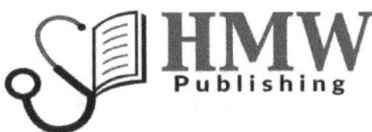

HMW Publishing

Para más libros geniales visite:

HMWPublishing.com

Descargar otro libro de forma gratuita

Quiero darle las gracias por la compra de este libro y ofrecerle otro libro (al igual que largo y valioso como este libro), "Errores de Salud y Fitness que Usted no Sabe Que Está Cometiendo", completamente gratis.

Visite el siguiente enlace para registrarse y recibirlo:

www.hmwpublishing.com/gift

¡En este libro, voy a analizar los errores de fitness y salud más comunes, que probablemente está cometiendo ahora mismo, y voy a revelar cómo puede conseguir fácilmente la mejor forma de su vida!

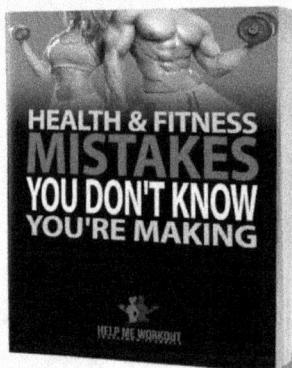

Además de este valioso regalo, también tendrá la oportunidad de conseguir nuestros nuevos libros de forma gratuita, entrar en sorteos y recibir otros mensajes de correo electrónico de mi parte. Una vez más, visite el enlace para registrarse: www.hmwpublishing.com/gift

TABLA DE CONTENIDOS

Capítulo 5: Soluciones con Amor para el Almuerzo 142

Capítulo 6: Infórmese con Cenas Basadas en Plantas   186

Capítulo 7: Aperitivos Dulces 238

Capítulo 8: Postres Divinos 276

Capítulo 9: Plan de Comidas de 14 Días para Comenzar 320

Últimas Palabras 341

Acerca el Coautor   343

Introducción

La Dieta Basada en Plantas es un plan alimenticio favorito que recibe cada vez más atención. Se sabe que es una dieta exitosa que realmente desarrolla todo su potencial de salud. Se beneficiará con la *Guía para Principiantes de la Dieta Basada en Plantas*, ya que le brindará toda la información necesaria sobre este increíble hábito de alimentación saludable y estilo de vida.

Este libro siempre será muy útil cuando se desee establecer hábitos alimenticios nutritivos, ya que se compone de características como:

- prácticas de dieta a base de plantas que ayudarán a mejorar su salud

- Información sobre los alimentos que le proporcionan más energía

- Estrategias de salud que le harán sentirse y estar en su mejor forma

- Recetas que son nutritivas y fáciles de preparar

- Un plan de alimentación basada en plantas de 14 días que es saludable y delicioso

Además, esta guía pretende lograr los siguientes objetivos:

1. Diferenciar la Dieta Basada en Plantas de otras dietas

2. Identificar las opciones de alimentos de origen vegetal y ofrecer 50 recetas a base de plantas

3. Detalles sobre los métodos cuando se sigue una dieta basada en plantas

4. Hacer hincapié en el valor de un menú rico en alimentos integrales hacia un estilo de vida saludable y enérgico

Espero sinceramente que disfrute de la información confiable que este libro le ofrecerá.

Además, antes de empezar, le recomiendo **unirse a nuestro boletín de correo electrónico** para recibir actualizaciones en sobre próximos libros o promociones. Usted puede registrarse de forma gratuita, y como un bono, recibirá un regalo. ¡Nuestro libro "*Errores de Salud y Fitness que Usted no Sabe que Está Cometiendo*"! Este libro ha sido escrito para desmitificar, exponer los qué y qué no hacer del fitness, y finalmente, proveerle la información que necesita para estar en la mejor forma de su vida. Debido a la abrumadora cantidad de información errónea y mentiras de revistas y autoproclamados "gurús", se está volviendo cada vez más difícil obtener información fiable para ponerse en forma. En lugar de tener que ir a través de las fuentes sesgadas y poco fiables decenas de obtener información sobre su salud y bienestar. Todo lo que necesita para ayudarlo se ha desglosado en este libro para que pueda seguirlo fácilmente y obtener resultados inmediatos para alcanzar sus objetivos de fitness deseados en el menor tiempo posible.

Una vez más, para unirse a nuestro boletín de correo electrónico gratuito y para recibir una copia gratuita de este valioso libro, visite el enlace y regístrese ahora: **www.hmwpublishing.com/gift**

Capítulo 1: Descubriendo las Riquezas de la Comida en Base a Plantas

Aprender sobre la dieta basada en plantas puede ser una experiencia enriquecedora. Este plan de alimentos proporciona varios beneficios de salud que pueden ayudarlo a lograr sus objetivos nutricionales. Al leer este capítulo, descubrirá las ventajas y hechos más valiosos en esta gran dieta.

Alcance Todo su Potencial de Salud

En primer lugar, probablemente se preguntan: ¿Qué es esta dieta y cómo funciona?

Este hábito de alimentación saludable se trata de comer frutas y verduras enteras, así como evitar o limitar el consumo de alimentos basados en animales. El término "entero" se refiere a los alimentos cultivados a partir de la granja, árboles y arbustos, excluyendo los fragmentos de plantas o plantas procesadas. Por lo tanto, el plan de alimentos también se conoce como la Dieta Basada en Plantas y Alimentos Integrales (DBPAI).

Actualmente, muchas personas practican o intentan consumir una dieta que consiste en alimentos integrales porque se cree que es una manera eficiente de lograr y mantener el potencial de salud a su totalidad. Los expertos en salud recomiendan encarecidamente este plan de alimentos porque ayuda:

A fortalecer el cuerpo

Incrementar energía

Proporcionar buenos nutrientes

Evitar enfermedades y síntomas

La dieta se compone de lo siguiente:

- Frutas

- Vegetales

- Legumbres

- Tubérculos

- Granos enteros

Algunas dietas basadas en plantas minimizan el consumo de alimentos basados en los animales y los fragmentos de plantas. Otros eliminan estas elecciones de alimentos de sus planes de comidas. Las opciones alimenticias basadas en los animales incluyen carne, productos lácteos, pescado y huevos. Como se mencionó anteriormente, los fragmentos de plantas son plantas procesadas. Algunos ejemplos son jugos de frutas, pasteles de frutas y jarabes. La dieta limita estas opciones de alimentos porque es más probable que desencadenen riesgos para la salud.

También se puede estar preguntando: ¿Cuáles son las desventajas de comer principalmente frutas y verduras? Según Tuso, PJ, MD, Ismail, MH, MD, Ha, BP, MD, y Bartolotto, C., MA, RD (2013) de The Permanente Journal, esta dieta saludable es un plan alimenticio recomendable para prevenir afecciones comunes enfermedades y enfermedades. Los pacientes con diabetes, problemas de obesidad, presión arterial alta y enfermedades cardiovasculares pueden beneficiarse significativamente de esta dieta. Pero los expertos en salud también señalan los pocos riesgos que puede enfrentar en este plan de alimentación.

La primera de las desventajas es que puede sufrir deficiencia de vitamina B12. Esta vitamina es necesaria para la formación de sangre y la división celular. Es esencial agregar opciones de alimentos con este nutriente en su plan de comidas. También puede tener ingestas

17

ineficientes de ácidos grasos saludables, como los ácidos grasos omega-3. Puede asegurarse de tener estos ácidos grasos necesarios agregando nueces en su menú y cocinar con aceite de canola.

Hierro

Lo dicho por expertos en salud que afirman que la cantidad reducida de hierro en el cuerpo conduce a la anemia por deficiencia de hierro no es cierto. La anemia se desarrolla cuando hay una cantidad insuficiente de hemoglobina saludable en los glóbulos rojos del cuerpo. La hemoglobina es una molécula de proteína cuya función principal es transportar oxígeno desde los pulmones y luego transportarlo a cada célula y tejido, y luego llevar el dióxido de carbono de las células y los tejidos de vuelta a los pulmones. Con un suministro insuficiente de hierro, el cuerpo no puede producir suficiente hemoglobina. Por lo tanto, el cuerpo no obtiene la cantidad de oxígeno suficiente que necesita y no puede eliminar el dióxido de carbono del cuerpo para exhalar.

La deficiencia de hierro y la anemia no son un problema en las dietas basadas en plantas. Cuando sigue los principios, consume plantas ricas en hierro y sigue los principios de absorción, no es difícil obtener suficiente hierro, ya sea que esté reduciendo o eliminando los alimentos de origen animal. Consuma más alimentos que sean ricos en hierro, como los siguientes:

- Las legumbres: habas, Tempe, tofu (2,15 mg por cuarto de porciones), la soja, las lentejas, alubias (3,93 mg / taza)
- Los granos enteros: Harina de avena, arroz, cereales fortificados, quínoa (2,76 mg / por porción de una taza), la cebada, el trigo, mijo, trigo sarraceno.

- Semillas y frutos secos: de sésamo sin descascarar (1,31 mg / cucharada), anacardos (8,22 mg / taza), girasol, pistacho (5 mg / taza), el pino, squash, calabaza (2,12 mg / taza), macadamia (5 mg / taza) , chayote 2,12 mg /taza), almendras (5,32 mg / taza)

- Verduras: Salsa de tomate

- Otros: zumo de ciruela, melaza (2,39 mg por 2 cucharaditas)

- Verduras de hoja verde oscura: Espinaca (6,43 mg de hierro por 1 taza de cantidad cocida), col rizada, hojas de nabo, col rizada, Acelga Suiza (3,95 mg / taza de cantidad cocida), hojas de remolacha (2,74 mg / taza de cantidad cocida)

- Spirulina (2 mg por cada 2 cucharadas)

- Los frutos secos: mitades de melocotón (6,50 mg/ taza), ciruelas, albaricoques, uvas pasas

- Chocolate oscuro en polvo (contiene 10,12 miligramos de hierro por 3 onzas de 70-80% de chocolate negro).

Del mismo modo, el consumo de hierro de las plantas con vitamina C ayuda a aumentar la absorción de hierro hasta 5 veces más, como comer arroz y frijoles con salsa, falafel con tomates. El hierro en semillas, granos y frijoles es mejor cuando se combina con la vitamina C de vegetales y frutas. Puede emparejar chocolate negro con naranjas. Además, algunas plantas que contienen hierro también contienen vitamina C, como la salsa de tomate, el brócoli y las verduras de hoja verde.

También debe evitar el té y el café al consumir comidas ricas en hierro. Estas bebidas, junto con otras bebidas que contienen taninos, impiden la absorción de hierro. Puede beberlos 1 hora antes o 2 horas después de una comida.

Por último, menos es mejor. Tomar una píldora de 15 mg de hierro al día no significa que su cuerpo absorbe todos los 15 miligramos. El cuerpo absorbe menos hierro cuando se toma una mayor cantidad de hierro en una ingesta de una sola vez. Sin embargo, el consumo de hierro en cantidades pequeñas durante la absorción día aumenta. La ingesta diaria recomendada es la siguiente:

Años	Mujer	Hombre	Lactancia	Embarazo
Nacimiento - 6 meses de edad	0 , 2 7 miligramos	0 , 2 7 miligramos		
7 a 12 meses de edad	1 1 miligramos	1 1 miligramos		

1 a 3 años de edad	7 miligramos	7 miligramos		
4 a 8 años de edad	10 miligramos	10 miligramos		
9 a 13 años de edad	8 miligramos	8 miligramos		
14 a 18 años de edad	15 miligramos	11 miligramos	10 miligramos	27 miligramos
19 a 50 años de edad	18 miligramos	8 miligramos	9 miligramos	27 miligramos
51 años de edad en adelante	8 miligramos	8 miligramos		

Calcio

Sin embargo, el contenido de calcio de las plantas depende del calcio disponible que pueden absorber del suelo. Las plantas cultivadas en harina de huesos o tierra tratada con cal tendrán un alto contenido de calcio. Además, estos resultados se obtuvieron de plantas cultivadas hidropónicamente, que tienen un mayor contenido de calcio que las plantas cultivadas en el campo porque absorben calcio de la solución nutritiva en un sistema hidropónico.

También debe reducir la cantidad de sal que agrega a sus platos. El mismo estudio reveló que demasiada sal provoca una excreción excesiva de calcio a través de la orina, ya que tanto la sal como el calcio comparten algunos de los mismos sistemas de transporte. Cada 2300 mg de sodio excretados por el riñón extrae de 40 a 60 mg de calcio del cuerpo, lo que con el tiempo puede conducir a diversas enfermedades relacionadas con la deficiencia de calcio, como la osteoporosis o la enfermedad ósea.

También es necesario reducir la ingesta de proteínas de la dieta, así como aminoácidos, porque las altas cantidades minimizan la absorción de calcio y aumentan la excreción.

La cafeína también afecta los niveles de calcio en el cuerpo. Sin embargo, es insignificante. Una taza mediana o 240 ml de café disminuye calcio por 2 a 3 miligramos. Por otro lado, si usted no está recibiendo suficiente calcio de los alimentos que están comiendo, es preferible que evite la cafeína.

Entonces, si está eliminando los alimentos de origen animal de su dieta, debe tomar un suplemento de calcio para satisfacer sus necesidades diarias. La ingesta diaria recomendada es la siguiente:

- Tofu con calcio = 80 mg por 126 gramos

- Kale = 30,1 mg por 85 gramos

- Ponche de frutas con citrato de calcio malato = 156 mg / 240 ml o 1 taza

- Broccoli = 21,5 mg por 71 gramos

- Bok choy = 42,5 mg por 85 gramos

- Frijoles blancos = 24,7 mg por 110 gramos

- Hojas de flores de repollo chino = 94,7 mg por cada 65 gramos

- Hojas de mostaza china = 85,3 mg por 85 gramos

- Frijoles pintos = 11,9 mg por 86 gramos

- Frijoles rojos = 9,9 mg por 172 gramos

Sin embargo, el contenido de calcio de las plantas depende del calcio disponible que pueden absorber del suelo. Las plantas cultivadas en harina de huesos o tierra tratada con cal tendrán un alto contenido de calcio. Además, estos resultados se obtuvieron de plantas cultivadas hidropónicamente, que tienen un mayor contenido de calcio que las plantas cultivadas en el campo porque absorben calcio de la solución nutritiva en un sistema hidropónico.

También debe reducir la cantidad de sal que agrega a sus platos. El mismo estudio reveló que demasiada sal provoca una excreción excesiva de calcio a través de la orina, ya que tanto la sal como el calcio comparten algunos de los mismos sistemas de transporte. Cada 2300 mg de sodio excretados por el riñón extrae de 40 a 60 mg de calcio del cuerpo, lo que con el tiempo puede conducir a diversas enfermedades relacionadas con la deficiencia de calcio, como la osteoporosis o la enfermedad ósea.

También es necesario reducir la ingesta de proteínas de la dieta, así como aminoácidos, porque las altas cantidades minimizan la absorción de calcio y aumentan la excreción.

La cafeína también afecta los niveles de calcio en el cuerpo. Sin embargo, es insignificante. Una taza mediana o 240 ml de café disminuye calcio por 2 a 3 miligramos. Por otro lado, si usted no está recibiendo suficiente calcio de los alimentos que están comiendo, es preferible que evite la cafeína.

Entonces, si está eliminando los alimentos de origen animal de su dieta, debe tomar un suplemento de calcio para satisfacer sus necesidades diarias. La ingesta diaria recomendada es la siguiente:

- **Niños de 1 a 3 años de edad:** 700 miligramos
- **Niños de 4 a 8 años:** 1.000 miligramos
- **Niños de 9 a 18 años de edad:** 1.300 miligramos

- **Adultos de 19 a 50 años de edad:** 1.000 miligramos

- **Mujeres de 51 a 70 años de edad:** 1.200 miligramos

- **Hombres de 51 a 70 años de edad:** 1.000 miligramos

- **Hombres y las mujeres de 71 años de edad en adelante:** 1.200 mg

Vitamina D

Por otro lado, la vitamina D es vital, ya que ayuda a regular el metabolismo del calcio, así como el sistema inmune y la función intestinal, proteger el cuerpo de formas específicas de cáncer, promover un estado de ánimo saludable, y reducir la inflamación. Se encuentra principalmente en pescados y mariscos, productos lácteos, huevos y carnes de órganos.

Una cantidad insuficiente de vitamina D provoca la osteoporosis y otros problemas de los huesos, la depresión, y la disminución de la salud del colon.

Para obtener su ingesta diaria recomendada, obtenga una buena dosis de luz solar durante al menos 15 minutos. La luz del sol es la mejor fuente de vitamina D, de ahí que se la llame vitamina del sol. Los hongos son una excelente fuente. Una taza contiene 2 UI o 1 por ciento de su ingesta diaria. Por ejemplo, los hongos shiitake secos contienen 154 UI de vitamina D por cada 3 onzas de porción, los hongos Morel contienen 212 UI por porción de 3 onzas, y los hongos tratados con luz natural pueden proporcionar tanto como 600 UI por cada 3 onzas de porción, como Monterey bebé en rodajas bellas. Dos tazas de yogur no lácteo y leche también son una buena fuente. También puede tomar el suplemento D2, también llamado ergocalciferol, un suplemento sin origen animal de vitamina D. Se obtiene de la levadura y es eficaz como la vitamina D3, que son suplementos de vitamina D derivados de los animales. Sin embargo, los niveles de vitamina D2 disminuyen rápidamente después de un par de días en comparación con la vitamina D3. Tomar píldoras de vitamina D2 al día le asegura que obtendrá una cantidad cercana a la ingesta diaria recomendada. La vitamina D3 vegana ahora también está disponible, que es más absorbible que D2 en la sangre.

Saber los pros y los contras de esta dieta puede ayudarle a adaptar sus prácticas de acuerdo a sus necesidades. También ayuda cuando quiere compartir las riquezas de esta dieta con su familia y amigos. Lo más importante, su potencial de salud será más alcanzable.

Estar Fuerte y En Forma

Lograr un potencial de salud completo es la gran meta que acepta voluntariamente. Las personas que hacen dieta tienen éxito porque los detalles pequeños pero esenciales de esta visión son muy motivadores. Uno de los pequeños beneficios es el hecho de que la dieta basada en plantas te hace alcanzar tu condición corporal ideal y te ayuda a ser fuerte.

Los investigadores de salud de la revista Nutrition & Diabetes demostraron que este hábito de alimentación saludable podría ser una herramienta para un cuerpo sano y en forma a través de un experimento reciente. Los investigadores pidieron a 23 pacientes en el rango de edad de 35-70 años practicar y seguir la dieta DBPAI durante tres meses. El plan de alimentación no tenía restricciones de suplementos energéticos y tenía fuentes adicionales de vitamina B12. Se conocía a los pacientes casos diagnosticados de obesidad con hipertensión, diabetes tipo 2, hipercolesterolemia y cardiopatía isquémica. Los profesionales de la salud concluyeron que había una diferencia sustancial en el colesterol y el índice de masa corporal (IMC). Los pacientes lograron una pérdida de peso más significativa en comparación con otras prácticas dietéticas.

McMacken, M. y Shah, S. (2017) de la Revista de Cardiología Geriátrica afirman que una dieta alta en frutas y verduras juega un papel menor en la prevención de la diabetes tipo 2. Es más valioso para aumentar la fibra y los fitonutrientes, disminuir las grasas saturadas y promover un buen peso corporal entre muchos otros beneficios para la salud.

Es evidente que los expertos en salud creen que la dieta basada en plantas puede ser un elemento crucial en el desarrollo y el mantenimiento de un cuerpo en forma.

Su investigación pone de relieve que un hábito de alimentación saludable rica en alimentos integrales le dará los siguientes beneficios:

- Ser eficaz con la pérdida de peso necesario
- La reducción de las migrañas y el mantenimiento adecuado del índice de masa corporal
- Reducción de las alergias
- La prevención de las enfermedades y los síntomas comunes
- Una vida más larga

Hacer que su cuerpo se moldee para que esté sano y en forma es un objetivo definitivo que puede alcanzar ahora que sabe que la dieta basada en vegetales puede ayudarle. Esta rica característica del beneficio asegura su salud. Una vez que comience con el plan de alimentos, notará el progreso lentamente. Será testigo y sentirá que la salud de su cuerpo es mejor de lo que era antes.

Gane Energía y los Mejores Nutrientes

Obtener energía y los mejores nutrientes son otros pequeños beneficios motivadores que brindan a los tomadores de dieta de plantas un potencial de salud completo.

Las personas que hacen dieta a base de plantas son más enérgicas que las que comen animales porque incluyen las elecciones correctas de alimentos en su plan de alimentación. Muchos consumidores de plantas hacen este procedimiento:

1. Crear planes de alimentación que proporcionan su necesidad diaria de energía, haciendo que la preparación de compras y la cocina sea más fácil.

2. Invertir tiempo en la preparación de ingredientes para los platos suministradores de energía. Los expertos creen que se puede pasar un mínimo de 45 minutos por semana con verduras.

3. Comer desayunos con carbohidratos complejos, incluyendo frutas, verduras y granos enteros. Ellos ayudan a dar energía a su cuerpo y empezar bien el día.

4. Beber batidos a base de plantas y reemplazar el café con fruta. Con o sin polvo de proteína de planta, los batidos a base de plantas proveen tanto energía como nutrientes. La fruta también se puede considerar una mejor fuente de energía que el café porque la vitamina C de las frutas ofrece sostenimiento de la energía.

Los batidos son una excelente opción para el desayuno o la merienda. Solo necesitan un par de ingredientes, son muy fáciles de preparar y pueden prepararse para ser una comida fácil de llevar. Solo prepárelos con anticipación y sáquelos de la nevera durante un día ajetreado. Puede licuar batidos y congelarlos. Simplemente descongele en el refrigerador toda la noche antes de beber.

También puede preparar los ingredientes, empacarlos en bolsas o envases para conservar, etiquetar los envases con el nombre del batido y la fecha en que se empacó y luego congelar. Cuando etiquete, sea específico. Escriba la cantidad de líquido que se necesita y agregue qué boosters (refuerzos o espesantes) desea agregar y en qué cantidad. Cuando esté listo para disfrutar de un batido, simplemente manténgalo en el mostrador por un par de minutos o póngalo en agua tibia y luego licúe hasta que quede suave. Estas mezclas preenvasadas son buenas por un par de meses, pero son mejores cuando las preparas para un batido dentro de 2 a 4 semanas.

Son mezclas ricas de frutas, verduras y con una base líquida, además de algunos refuerzos y espesantes.

Otros agregan vegetales y hierbas que no son de hoja en la mezcla para obtener beneficios de salud adicionales.

Estas bebidas súper nutritivas están llenas de vitaminas, minerales, fitonutrientes, antioxidantes y mucho más. La mayoría de las veces, no contienen edulcorantes artificiales y tienen poca grasa y calorías. La combinación de ingredientes frescos mejora el metabolismo que ayuda a perder peso, desintoxica el cuerpo, ayuda a eliminar desechos y toxinas, y aumenta la inmunidad, manteniendo su cuerpo sano.

Estas mezclas de comida rápida sin duda harán una adición perfecta a su dieta basada en plantas. Dependiendo de sus papilas gustativas y sus necesidades, puede mezclar y combinar sus verduras y frutas favoritas. Aquí hay una guía simple de los vegetales de hojas verdes, líquidos, frutas, verduras, espesantes y refuerzos que puede mezclar. Una vez que encuentre la proporción perfecta de los ingredientes, no tendrán un sabor verde.

Verduras de hoja verde y / o hierbas (1 taza)	Líquidos (1 taza)	Frutas y / o verduras (1 1 / 2 taza)	Espesantes	Impulsores

Albahaca	Leche de almendras	Manzana	Aguacate	Las grasas saludables, como el aceite de coco, aceite de linaza, aguacate y nueces de la India Proteínas: nueces y semillas, tales como
Bok	Leche de coco	Aguacate	Mantequilla de nuez sin azúcar	
Choy	Agua de coco	Plátano	Yogur	
Cilantro	Agua	Remolacha		
Berza		Bayas		
Diente de león		Uvas		
Eneldo		Jícama		
Col Rizada		Mango		
Lavanda		Naranja		
Menta		Melocotón		
Perejil		Pera		
Lechuga romana		Piña		
Romero		Guisantes blancos		
		Chayote		

Debido a que estos batidos contienen frutas, pueden ser dulces. Pero puede agregar cucharadas de Medjool, agua de coco, azúcar de coco, canela, melaza, bayas de goji, jarabe de arce puro o polvo de lúcuma para endulzar la mezcla. También puede agregar saborizantes, como cacao en polvo, coco rallado, nuez moscada, canela o extracto de vainilla.

Recordatorio Importante:

Ya sea que esté agregando verduras a sus batidos o agregándolos a sus platos, comer las mismas verduras verdes puede causar "acumulación de alcaloides". Todas las verduras de hojas crudas contienen pequeñas cantidades de toxinas para protegerlos de ser consumidos por animales y limpiar su especie. Si usa la misma hoja verde todos los días durante varias semanas, las toxinas pueden acumularse en su cuerpo y causar síntomas de acumulación de alcaloides, como náuseas, hormigueo en las yemas de los dedos y fatiga. No hay necesidad de alarmarse, la acumulación de toxinas es rara y si experimenta algún síntoma, será leve y no durará mucho. Sin embargo, siempre es mejor asegurarse.

Use una variedad de hojas verdes para sus batidos a base de plantas y platos crudos. Rótelos semanalmente y use vegetales de hoja verde de diferentes grupos familiares. Los verdes de diferentes familias contienen diferentes toxinas, por lo que si cambia un verde frondoso de una familia a otra de una familia diferente, evitará la acumulación de alcaloides. Por ejemplo, puede comprar col rizada y espinaca para esta semana, y luego comprar lechuga romana y acelga para la próxima semana.

He aquí una guía sencilla para los verdes que se pueden intercambiar.

Crucíferas	Amaranto	Asteraceae	Apiaceae
Col rizada	Espinacas	Diente de	Apio
Rúcula	Hojas de	León	Cilantro
Berza	remolacha	Lechuga	Hojas de
Repollo	Acelga	Romana	Zanahoria
Bok Choy			

Aquí hay un par de batidos que puede disfrutar. Para mezclar, simplemente agregue el líquido y las frutas y verduras primero, mezcle, y luego combine los demás ingredientes. Agregue cualquier edulcorante o saborizante de su elección y mezcle. Si quiere un batido más espeso, puede agregar hielo después y luego volver a mezclar. Para una bebida fría sin hielo, use frutas y verduras congeladas.

Mantequilla de Maní, Plátano, Batido de Arándanos (sirve para 1)

* 1 1/2 cucharada de semillas de cáñamo molido,

* 1 taza de leche de coco sin azúcar

* 1 cucharada colmada (más cerca de 2 cucharadas) de mantequilla de maní orgánica sin azúcar

* 1 plátano orgánico de gran tamaño, rebanado y luego congelado

* 1 cucharada de semillas de chía molidas

* 1/4 taza de arándanos orgánicos secos (endulzados con jugo de fruta o sin azúcar)

* 3-4 cubitos de hielo

Batido de Mango (para 1 persona)

* 1 plátano

* 1/2 taza de mango, cortado en dados

* 3 puñados col rizada bebé {o} espinacas

* 2 cucharadas de semillas de cáñamo

- 1/2 taza de leche de almendras sin azúcar {o leche preferida}

- 1/8 de cucharadita de sal rosa {o} sal del mar

- Un puñado de hielo

Ara la cubierta:

- Mango en rodajas

- Cubrir con su endulzante líquido preferido

- Col rizada rusa

- Semillas de cáñamo

Atido de Brillo Dorado (para 1 persona)

- 1 taza de Jugo de naranja, recién exprimido

- 1 manzana dulce, orgánica, peladas y picada

- 1 cucharadita de jengibre fresco, rallado

- 1/2 taza de espinacas

- 5 cubos de hielo

Atido de Pepino Fresco y Manzana

- 6 hojas de menta

- 1/2 pepino en rodajas

- 1 manzana verde, orgánica, pelada y picada

- 1/2 taza de agua purificada fría

- 5 cubos de hielo

Atido Energizante Alcalina

- 2 cucharadas de mantequilla de almendra o aceite de coco

- ¼ de taza de agua de coco

- ¼ de aguacate

- 1/2 pera

- 1 cucharadita de semillas de chía

- 1 taza de espinaca o col rizada, embalada

- 1 taza de leche de almendras

Incluya alimentos orgánicos y alimentos ricos en fibra. Las elecciones de alimentos naturales aseguran los nutrientes que el cuerpo necesita. La comida con contenido de fibra proporciona energía al ralentizar la digestión. Puede tener el mejor vigor durante todo el día con opciones de alimentos ricos en fibra.

Algunos de los mejores proveedores de energía se verán más adelante.

- Yogur con semilla de chía

- Enrollados de ensalada tempeh

- Tazón de quinoa

- Mantequilla de maní y banana

- Batido de arándanos

Para lucir vivo durante todo el día, puede hacer estos platos a base de plantas. Sus amigos y compañeros de trabajo estarían celosos de la energía que puede mantener con estas selecciones de alimentos. Se sentirá más productivo y sabrá que tomó la decisión correcta sobre el plan de comidas.

Todo esto se reduce a conocer los hechos que respaldan que las elecciones de alimentos basados en plantas son abundantes en nutrientes. Aquí hay más información sobre algunos de los nutrientes que contienen estas elecciones de alimentos.

Fibra dietética alta

Maneja el peso corporal, previene el estreñimiento y reduce la diabetes y los riesgos de enfermedades cardíacas. Ejemplos: aguacate (10,5 g / taza de porción en rodajas), peras asiáticas (9,9 g / fruta de tamaño mediano), frambuesa (8 g / taza), mora (7,6 g / taza), coco (7,2 g / taza), higos (14,6 g) / taza de higos secos), alcachofas (10,3 gramos / pieza de tamaño mediano), guisantes (8,6 g / taza de porción cocida), quimbombó (8,2 g / taza), calabaza (9 g / taza de porción horneada), coles de Bruselas (7,6 g / taza), nabos (4,8 g / media taza), frijoles negros (12,2 g / taza), garbanzos (8 g / taza), habas (13,2 g / taza de porción cocida), arvejas (16,3 g / taza porción cocinada), lentejas (10.4 g / taza de porción cocinada), almendras (0.6 g / seis almendras o 1.9 g / onza), semillas de lino (3 g / cucharada), semillas de chía (5.5 g / cucharada y quínoa (5 g) / taza de servicio cocinado).

Vitamina C

Mantiene la energía, combate las enfermedades, reduce el estrés físico y emocional y aumenta el hierro. Ejemplos: pimientos, particularmente pimientos amarillos (95.4mg / 10 tiras o 52 gramos), guayabas (125.6mg / fruta o 376.7 mg / taza o 165 g), col rizada (80.4mg / taza), kiwi verde (80.4mg / fruta) o 166.9mg /

taza de porción en rodajas), brócoli (81.2mg / taza de porción picada), fresas (10.6mg / fruta grande o 10.6mg / taza de porción en rodajas o 166 g), naranjas (69.7mg / naranja o 95.8mg / taza de secciones porción), tomates cocidos (56.1mg / 2 tomates cocidos o 54.7mg / taza o 240 g), guisantes o sarga (20.4mg / 10 vainas o 37.8mg / taza), y papaya (95.6mg / fruta pequeña o 88.3mg / taza de porción en rodajas).

Magnesio

Mantiene la función saludable de los nervios y los músculos, mantiene el sistema inmunológico saludable, mantiene un ritmo cardíaco saludable y desarrolla músculos fuertes. Ejemplo: espinaca (157 mg / taza o 180 g), semillas de calabaza y calabaza (156 mg / 1 onza puñado o 28 g), habas (126 mg / taza o 170 g), arroz integral (86 mg / taza o 195 g), almendras (79 mg / 1 onza puñado o 28 gramos), chocolate negro - 85 por ciento de cacao (65 mg / 1 onza cuadrado o 28 g), aguacate (44 mg / 1 taza cubos o 150 g) y plátanos (32 mg / 1 fruta mediana).

Potasio

Mantiene el equilibrio de electrolitos y fluidos en el cuerpo. Ejemplos: albaricoques secos (1511mg / taza o 130 g), alubias blancas (1004mg / 1 taza o 170 g), aguacate (975mg / 1 fruta mediana), papas (926mg / 1 pieza mediana), calabaza bellota (896mg / taza o 205 g), espinacas (839 mg / taza o 180 g), champiñones blancos (555 mg / taza o 156 g) y plátanos (422/1 fruta mediana).

Recuerde que la dieta basada en plantas carece de vitamina B12. Puede cumplir adecuadamente sus objetivos de salud al incluir levaduras nutricionales en su plan de comidas. También es un excelente sustituto del queso.

Su cuerpo siempre tendrá la mejor sensación porque los alimentos a base de plantas contienen nutrientes vitales. Verá que puede obtener mejores resultados y lograr más, ya que estos nutrientes ayudan al cuerpo. Todos los días que practique este hábito de alimentación saludable, tendrá mucha energía y nutrientes. Dejará de preocuparse por "sobrevivir" porque en su lugar disfrutará de la vida.

Desarrolle las Prácticas de Dieta Adecuada

El último pequeño detalle que le puede ayudar a alcanzar el pleno potencial de salud es el desarrollo adecuado de las prácticas de dieta basadas en plantas, abordando la pregunta: ¿Cómo sabe que está en el camino correcto con su dieta? La respuesta es simple.

Puede diferenciar esta dieta de otras dietas y luego adaptarla según sus necesidades.

Lo siguiente sirve como una guía visual en la comparación de las dietas populares de salud.

Basado en Plantas	Vegano	Flexitarian	Reducetarian

Prioriza las verduras, frutas y granos enteros	Evita los productos de origen animal totalmente	Come principalmente frutas, verduras y granos, pero permite productos cárnicos y lácteos	Elige comer menos carne y productos lácteos
Evita o limita los alimentos y vegetales fragmentos de origen animal	Los hábitos se basan en las creencias éticas		
	Puede seguir comiendo alimentos procesados		

La dieta basada en plantas se destaca entre las otras dietas porque proporciona subsidios a los alimentos de origen animal. Debe consultar a su médico con las mejores opciones para adoptar este plan de alimentación saludable. La mayoría de los profesionales sugerirían que esta dieta es un buen plan alimenticio debido a sus beneficios para la salud.

Descubrir las riquezas de la dieta significa que está descubriendo el tesoro del potencial de salud a su totalidad. Los alimentos a base de plantas le dan fuerza y aptitud al cuerpo. También proporciona mucha energía y nutrientes. Le alegrará comer más opciones saludables para desarrollar y mejorar su salud.

Datos clave

- La Dieta Basada en Plantas se trata de comer las frutas enteras y verduras, así como evitar o limitar el consumo de alimentos de origen animal. También se conoce como la dieta de Dieta Basada en Plantas de Alimentos Integrales (DBPAI).

- Las principales elecciones de alimentos son frutas enteras, verduras, legumbres, tubérculos y granos integrales.

- Los alimentos y los fragmentos vegetales de origen animal deben evitarse o limitarse, lo que hace que la dieta sea única en comparación con otras dietas populares.

- Esta dieta proporciona un cuerpo sano y en forma mediante el mantenimiento del peso corporal, la prevención de enfermedades y la promesa de una larga vida entre otros beneficios.

- Esta dieta también proporciona más energía y nutrientes. Algunas de estas fuentes son semillas de Chía, batidos de frutas, pasas y almendras.

Capítulo 2: Aplicación en el Hogar de la Dieta en Base a Plantas

El primer lugar donde puede disfrutar de la riqueza de un hábito de alimentación saludable debe ser en casa. Puede comenzar a aplicar este plan de alimentos de manera eficiente. Los métodos no son complicados e incluso pueden considerarse "los aspectos más divertidos" de su rutina diaria. Aquí tendrá una guía confiable para implementar este plan de alimentos para su hogar y mantener sus objetivos de nutrición.

Domine los Principios Básicos de la Tienda de Comestibles

A veces puede encontrarse atascado en el mostrador de la cocina con una lista de compras en blanco. No tendría que preocuparse ahora ya que las ideas para las necesidades de la cocina de su hogar son simples con este excelente plan de alimentación. La dieta principalmente lo mantiene imaginando los mejores productos de la sección de frutas y verduras de la tienda de comestibles. Luego se asegurará de que considere los sustitutos correctos para los productos lácteos y de origen animal.

Mientras redacta su lista de compras en el hogar, siempre puede consultar esta guía y revisar los principios básicos de la lista de compras de dietas basadas en plantas. Los artículos se basan en un plan basado en plantas de 2,000 calorías.

Frutas

*   Limones. El jugo de limón puede ayudar a problemas digestivos y se toma mejor 30 minutos antes de comer.

- Pomelo, arándanos, y las limas son sólo algunos ejemplos de las frutas bajas en azúcar.

- Los frutos secos son saludables adiciones a las ensaladas.

- Dentro de la temporada de frutas, las orgánicas siempre deben ser priorizadas.

- Considere 2 tazas de ingesta diaria de frutas.

Vegetales

- Dentro de la temporada de vegetales orgánicos no son sólo las opciones más nutritivas, sino también la más asequible.

- Las verduras crucíferas se cree que pueden prevenir el cáncer.

- La coliflor es una verdura crucífera deliciosa.

- Coma 2 1/2 tazas de verduras al día.

Legumbres

Incluya lentejas y frijoles cuando necesite opciones de proteínas. Su ingesta de proteína diaria debería ser de 5 1/2 onzas de proteína. Quienes toman la dieta en base a plantas recomiendan comer leguminosas al menos una vez al día.

Granos enteros

- Los granos son "enteros" cuando tienen sus tres componentes: el salvado, el germen y las partes del endospermo.

- Faro es una excelente opción que ofrece magnesio, proteínas y hierro.

- El arroz integral puede ser una opción de proteína de 5 gramos. También proporciona calcio y potasio entre otros nutrientes.

- Aproximadamente 6 onzas de ingesta diaria de

granos integrales son nutritivas.

Sustitutos de productos lácteos

- Beba leche de almendras ya que es una opción baja en calorías y azúcar. También contiene grasas buenas para el corazón.

- Considere 4 gramos de leche de avena para proteínas. Pero esto es alto en calorías y azúcar.

- Hay productos lácteos no lácteos con vitamina B12, que está indicado en las etiquetas nutricionales.

- Incluya yogures de almendras, soja o coco. Limítelo a menos de 10 gramos para evitar niveles altos de azúcar en la sangre.

- Alrededor de 3 tazas de estos sucedáneos de leche y yogur deben incluirse en su plan de alimentos diariamente.

Su lista de compras le ayuda a completar su planificación de alimentos. La información sobre estos alimentos basados en plantas es relevante porque prometen opciones de comidas saludables en el hogar. Podrá comenzar a mantener un cuerpo en forma que comience con sus ideas inteligentes de lista de compras.

Prepare su Reino de Cocina

Antes de cambiar a la dieta basada en plantas, debe preparar su cocina con el mejor equipo. Debería invertir en herramientas de cocina de alta calidad para garantizar una experiencia gastronómica y de cocina sin problemas. Esta sección discute diferentes enfoques de cocción, y cuáles son las herramientas de cocina específicas que ayudarán a brindar una excelente preparación para su dieta basada en plantas.

Cocción a presión

- Las cocinas eléctricas son recomendables ya que con la estufa puede tomar más tiempo. Algunas cocinas eléctricas también pueden servir para una cocción lenta, cocción del arroz, y cocer al vapor.

- La cocina a presión para esta dieta se utiliza sobre todo para sopas, verduras congeladas, y trigo entero como la avena.

- Un modelo de 6 cuartos es adecuado para una familia de 5, mientras que los modelos de 5 cuartos son adecuados para una casa de un menor número de personas.

Rebanar y cortar

Piezas de cuchillos de 7 pulgadas se pueden utilizar para las verduras y frutas grande como la sandía.

Bochas

Un tazón grande sería ideal para ensaladas, verduras, y / o pan. Debe adquirir una de acero.

Para mezclar

Siempre serían necesarios mezcladores para sus recetas a base de plantas. Son necesarios para salsas de soja, batidos, aderezos para ensaladas y postres entre otros.

Procesamiento de alimentos

* Los procesadores de alimentos pequeños pueden picar o cortar hierbas.

* Los procesadores de alimentos pueden ayudar a parrillar verduras, frijoles, aplastar y rebanar.

Con estas herramientas de cocina, se pueden hacer comidas deliciosas y nutritivas a base de plantas. Si estos dispositivos están en plena forma, podrá disfrutar de la cocina aún más. Se daría cuenta de que la dieta también puede ser una experiencia divertida.

Crear las Adaptaciones Adecuadas en Base a Plantas

Cuando desee crear su propio plan de alimentación basada en plantas, debe considerar adaptaciones que satisfagan adecuadamente sus necesidades nutricionales. Como se mencionó en el capítulo anterior, esta dieta no es perfecta. Carece de vitamina B12 y algunos ácidos grasos necesarios. Descubra más consejos sobre adaptaciones que ayudarán a lograr una buena salud aquí.

Asegurar la vitamina B12

De nuevo, la vitamina B12 es esencial porque ayuda a formar las células sanguíneas y la división de las células sanguíneas. También ayuda a apoyar el sistema nervioso. Las mujeres que están amamantando necesitan ser suficientes con vitamina B12 o el niño correría el riesgo de una supervivencia apática, aletargada y general. Se cree que las personas deben tener 2 1/2 microgramos de vitamina B12 al día (Craig, W.J, PhD., MPH, RD 2015).

Para asegurarse de obtener suficiente vitamina B12, incluya la leche de soya o arroz en su plan de alimentos. Use levaduras nutricionales que indiquen vitamina B12 en sus etiquetas. También puedes encontrar cereales que son abundantes con este nutriente.

Asegure los Ácidos Grasos Necesarios

La dieta basada en plantas puede no proporcionar suficientes ácidos grasos omega-3. Recuerde, los ácidos grasos omega-3 son reconocidos por su lucha contra las enfermedades del corazón. Del mismo modo, puede incluir ácidos grasos omega-3 al cocinar con soja, linaza o aceite de canola. También puedes comer más nueces.

Prevención de la Anemia

Algunas personas creen que la dieta basada en plantas carece de hierro. Pero los expertos en salud y la clara elección de alimentos desacreditan fácilmente esta teoría. Algunas opciones de alimentos basados en plantas que proporcionan gran cantidad de este mineral y previenen la anemia son:

- Frijoles
- Hojas de Nabo

- Col Rizada

- Albaricoques

- Pastas

Asegurar Proteínas

Otros creen que el consumo de alimentos de origen vegetal significa falta de proteínas. Hay poca evidencia de que esta teoría es correcta. Muchas opciones de comida ofrecen proteínas. Usted debe tener opciones de alimentos ricos en proteínas en sus planes de alimentos como frijoles, tofu, y bagels medianos.

Minimizando la Carne

Hoy en día, varias personas que hacen dieta basadas en plantas para principiantes se unen en la campaña global Meatless Monday. Iniciativas similares pueden ayudarlo a comer menos carne y a tener una dieta más disciplinada. Puede reducir los platos que tiene con carne a la mitad de lo que normalmente come. Póngase a prueba para pasar 10 días sin pollo u otras de sus carnes favoritas sin hacer trampa.

Tenga en cuenta que debe progresar en la eliminación de carne y otros productos basados en animales a su propio ritmo. También puede pedir consejo a su médico. Hará las llamadas sobre las adaptaciones alimentarias adecuadas basadas en plantas con estos indicadores y asegurará que su transición a una dieta saludable sea fácil.

Maneje las Claves para una dieta disciplinada

¿Tiene la idea general de una dieta basada en plantas? Compruébelo.

¿Memorizó lo que se debe y lo que no se debe hacer en el plan de alimentación saludable? Compruébelo.

¿Preparó su cocina y anotó las adaptaciones necesarias? Compruébelo.

Estas tareas son sencillas en comparación con las ansiedades de dietas disciplinarias, donde reside el verdadero desafío. Puede superar sus preocupaciones con esta guía confiable. Cada paso sirve como una llave que desbloqueará sus habilidades para lograr los mejores hábitos de alimentación basados en plantas.

Paso 1: No hay presiones.

¿Recuerdas cómo puedes comenzar con lunes sin Carne? También debe recordarse a sí mismo que no existen presiones reales para ser estricto con esta dieta. Usted sabe en su mente y corazón las principales razones por las que hizo un hábito de alimentación saludable. No tiene que presionarse para lograr sus objetivos de nutrición de inmediato. Solo mantenga sus motivaciones en mente y facilite la transición.

Puede comenzar con el objetivo Lunes sin Carne. Luego, la práctica de 10 días de comer carne específica. Luego estire el tiempo a un compromiso de un mes. Evite culparse por el fracaso o la duda y piensa en esta clave: ¡sin presiones!

Paso 2: En miras a los mini-objetivos.

Anote sus grandes objetivos de perder peso o estar más en forma en sus paneles de visión en el hogar y la oficina. Luego incluya los mini-objetivos en su teléfono celular o la aplicación de tareas diarias de la computadora portátil. Los mini-objetivos pueden ser: comer pescado solo UNA VEZ esta semana y / o tomar un yogurt lácteo hoy, luego olvidarlo por el resto de la semana.

Los mini-objetivos allanarán el camino hacia el éxito. Si tiende a recaer, regrese a la clave del paso 1 y recuerde que no hay presiones reales. Mantenga en su actividad diaria y cosas-para-hacer la idea central de que: se pueden lograr mini-metas.

Paso 3: Las iniciativas son las acciones reales.

La realidad es que puede hacer todos los planes en el mundo, pero no contarán sin un esfuerzo o acciones reales. Por lo tanto, realice los mini-objetivos manteniéndose "en movimiento". Asegúrese de verificar estos logros y no permanecer en la inacción. Los mini-objetivos e iniciativas son los mismos. Pero el paso de actuar es más alto que la planificación de mini-metas porque sus acciones se convierten en logros cuando los termina.

Algunos ejemplos más de metas e iniciativas para actuar son:

- Evitar poner huevos en la lista de compras o pasar a la sección Lácteos.

- Cocinar todos los huevos en su refrigerador o dárselos a los vecinos.

- No comer animales de dos patas durante dos semanas.

- Limpiar todos los productos de origen animal de la nevera

Por lo tanto, maneje la clave de actuar sobre iniciativas con cuidado.

Paso 4: Encontrar placer en la variedad de opciones de alimentos de origen vegetal.

Con la práctica de las adaptaciones correctas, todas las recetas a base de plantas son comidas saludables. La mayoría de los ingredientes son muy económicos. Hay muchos platos que puede probar cocinando u ordenando.

También, nunca se aburrirá debido a las diversas elecciones de alimentos que ofrece esta dieta. Puede divertirse más haciendo recetas tradicionales basadas en plantas. Puede hacer hamburguesas de pollo con hamburguesas de frijoles negros. Puede hacer una tarta de polenta o una pizza con cebolla caramelizada y pesto.

Las opciones son infinitas y estará motivado para mantener su dieta. Sabría que la clave para encontrar deleite en la variedad de plantas es esencial para la disciplina de la dieta.

Paso 5: Hay espacio para descansos saludables

Para apoyar el primer paso de no tener presión aún más, puede dejar espacio para refrigerios o trampas. Todavía puede tomar decisiones de alimentación saludable con un descanso.

Una forma de hacer un descanso saludable es dedicar su fin de semana al "Paso 4: encuentre deleite en la variedad de opciones alimenticias a base de plantas". Haga un experimento alimenticio y realice una comida sin animales aplicable a la nueva dieta. Tenga carne falsa en su plato o pruebe uno de los sustitutos lácteos recomendados por esta guía. Cuando puede hacer sus "descansos" completamente basados en plantas, también está terminando los pasos tres y cuatro. Los mini-objetivos se convierten en grandes objetivos que también se pueden alcanzar.

La clave para hacer espacio para un descanso saludable hace que la declaración de que puede relajarse y mantenerse en sus objetivos de nutrición, al mismo tiempo.

Paso 6: Reforzar alimentación nutritiva con otras prácticas saludables.

Aunque la dieta basada en plantas puede darle acceso a un potencial de salud a su totalidad, no puede confiar solo en los hábitos alimenticios nutritivos. Debe manejar otras prácticas saludables con la mejor dieta. Las prácticas de salud más recomendables son hacer meditación o actividades de relajación e incorporar ejercicio.

La meditación y las actividades de relajación como el tai chi pueden calmar tu mente. Sería capaz de lidiar mejor con un jefe exigente o cuidar a su ocupada familia si tiene un estado mental tranquilo. Debe tomar 5 minutos para excluir los pensamientos negativos o molestos para meditar en su lugar. Dé prioridad al ajuste de 10 minutos de posiciones rápidas de yoga para liberar la tensión del cuerpo y la mente. Se alegrará de tener estas prácticas saludables en su cronograma y cree que con los hábitos de alimentación correctos, se siente impulsado a hacer más.

En la misma línea, elegir ejercitar de dos a tres veces a la semana puede hacer maravillas para la salud general de su cuerpo. Puede entrenar cada grupo muscular o parte del cuerpo una o dos veces por semana. Puede pedirle a su médico o entrenador personal las mejores prácticas de ejercicio para su potencial de salud completo. Pero puede comenzar de inmediato con ejercicios que no son de gimnasio, como hacer 3 series de 10 sentadillas es un buen comienzo, en casa o correr a una velocidad de 20 yardas en el parque de su vecindario.

Ejercicios pequeños y cortos preparan su cuerpo para el día. Cuando haga ejercicio y coma correctamente verá que puede realizar más de estos ejercicios con más confianza. Por lo tanto, el refuerzo de las prácticas saludables debe ser parte de su rutina diaria y ser una parte valiosa de su tiempo.

Pasó 7: Más revisión y educación equivale a más motivación.

Revise esta guía repetidamente para mantenerse disciplinado. Cuanto más lea, más podrá descubrir y redescubrir. Únase a grupos de dieta basados en plantas en sitios web de redes sociales. Mire videos de cocina y sigua blogs sobre dietas saludables. Debería sumergirse en este fantástico mundo de la salud para alentarse a mantener sus objetivos nutricionales a largo plazo. Mientras revise y aprenda más, sentirá que su dieta le brindará muchas oportunidades, ideas y conexiones nuevas. También impresionará a sus compañeros con todo el conocimiento de salud que tiene. En conclusión, la disciplina y la educación continua en la dieta deben convertirse en una práctica emocionante.

Paso 8: Busque una dieta a base de plantas con sus amigos.

La última clave para la disciplina de la dieta es encontrar amigos, seres queridos y apoyo que puedan ayudar a sus objetivos de nutrición al 100 por ciento. Dígales las razones por las cuales la dieta basada en plantas es beneficiosa para compartir su salud o recomiéndeles este libro. Luego, aliéntelos a que se unan a usted para unir los hábitos alimenticios saludables. Podría servir como un desafío excelente que usted y sus seres queridos podrían tener juntos.

Cuando tenga a alguien que haga dieta con usted, se le recordará que coma de manera más saludable, y también que vigile su bienestar. Habrá menos presión y tendrá a alguien a quien confiar cuando recaiga y alguien que le recuerde permanecer en el viaje. Esta persona puede ser el "único amigo que realmente conoces" o alguien que conoce en los grupos de redes sociales. Lo más importante es que debería ser alguien que pueda estar allí para apoyarlo y viceversa. La clave para la inclusión de la amistad con la práctica de la dieta es un concepto divertido y excelente para triunfar.

Lograr un menú de comida disciplinado puede sentirse y ser difícil. Con estas claves en mente, dedique su tiempo y esfuerzo a sus objetivos de dieta y nutrición. Tendrá más confianza en lograr, en lugar de fallar, el último sueño de un potencial de salud completo.

Implementar un hábito de alimentación saludable en casa implica más que saber qué poner en la cocina o las claves de una dieta disciplinada. Implica que está listo para tener un hogar que practica hábitos alimenticios nutritivos. Las notas que ha tomado con este capítulo serán muy útiles para crear un ambiente hogareño feliz y contribuir a su mejor estado de salud.

Datos clave

- La implementación de esta dieta en casa asegura hábitos alimenticios nutritivos.

- En su lista de compras debe priorizar:

    1. 2 tazas de fruta al día

    2. 2 1/2 tazas de verduras al día

    3. 5 onzas de proteína diarias

    4. 6 onzas de diario de trigo integral

    5. La vitamina B12 de productos enriquecidos

    6. Sustitutos lácteos como el yogur y almendras o leche de coco

    7. Alimentos con ácidos grasos omega-3 como nueces y aceite de canola

- Su cocina debe tener electrodomésticos y artilugios

de alta calidad que faciliten las recetas basadas en vegetales. Estos artículos deben incluir una licuadora, cuchillos afilados y pesados, una olla a presión eléctrica, cuencos y un procesador de alimentos.

- Algunas de las adaptaciones correctas a la dieta basada en vegetales significa asegurarse de tener suficiente proteína y eliminar la carne. Ejemplos de opciones de proteínas son el tofu y los frijoles cocidos. Puede eliminar la carne a su propio ritmo y con un objetivo realista como un plan alimenticio sin pollo de 10 días.

- Consulte las Claves para Lograr una Dieta Disciplinada para mantener sus objetivos de nutrición. Algunas de las claves más importantes son: no tener presiones, tomar iniciativas, reforzar los hábitos alimentarios con otras prácticas saludables y hacer dieta con amigos, entre otros.

Capítulo 3: Conviértase en un Modelo a Seguir en Nutrición

Cuando domina la dieta basada en plantas, inmediatamente se convierte en un modelo de nutrición. Sus compañeros y co-dietistas pueden esperar que conozca los fundamentos de la buena salud. Su familia debería poder ver que practique su dieta en restaurantes o cafés. Los niños a su alrededor deberían poder observar e imitar sus hábitos alimentarios nutritivos. También debe saber que algunos productos a base de plantas pueden ayudarle a evitar enfermedades y mejorar su imagen. Este capítulo es el mejor lugar para entender cómo convertirse en un modelo preciso de nutrición con esta dieta.

Logre las Ventajas de Entender los Datos Nutricionales

Las personas que toman dietas basadas en plantas generalmente hacen sus elecciones de alimentos en base a su conocimiento sobre una nutrición adecuada. La calidad de la salud depende en gran medida de los hábitos alimenticios de una persona; por lo tanto, ser capaz de recordar los fundamentos de una dieta saludable siempre será una práctica útil. Comprender los elementos y conceptos de los hechos nutricionales no es complicado. También son rápidos de revisar al hacer sus planes de compras.

Índice de masa corporal

Para determinar si está en forma, debe conocer su Índice de masa corporal (IMC). El IMC identifica la grasa corporal que llevas según tu altura y peso. También puede implicar que está en riesgo de sufrir alguna enfermedad. Su IMC valida las condiciones de obesidad o bajo peso y se clasifica según los siguientes cálculos:

De bajo peso - por debajo de 18,5

Normal-18.5-24.9

Exceso de peso- 25.0-29.9

Obesidad- 30,0 y por encima

Su médico, nutricionista o entrenador personal será el mejor profesional que le puede ayudar a hacer las adaptaciones basadas en plantas adecuadas para tener un índice de masa corporal saludable. También se pueden considerar las sugerencias de este libro.

Calorías

Las calorías son las fuentes de energía del cuerpo. Trabajan estrechamente con carbohidratos, proteínas y grasas. También crean proteínas y aminoácidos a través del metabolismo del cuerpo. Cabe señalar que el cuerpo quema calorías para equilibrar la salud. El cuerpo necesita calorías para obtener energía, pero una ingesta excesiva de calorías puede provocar sobrepeso y, en última instancia, enfermedades. Debe conocer su ingesta calórica promedio para satisfacer sus necesidades de salud. La cantidad correcta de calorías se evalúa por género, edad y esfuerzos de actividad física.

Es recomendable hacer su mejor esfuerzo al evaluar sus actividades físicas. Las actividades físicas son consideraciones importantes porque es para lo que usa su energía y también le dan forma a su estado físico. Hay tres tipos de actividad física:

1.   Sedentario

2.   Moderadamente activo

3.   Activo

La actividad sedentaria es la actividad física ligera o la energía utilizada para realizar tareas diarias simples.

Ser considerado moderadamente activo significa que usted realiza actividades que equivalen a caminar 1.5 a 3 millas por día a una velocidad de 3 a 4 millas por hora, junto con la realización de tareas diarias simples. Estar activo equivale a 3 millas todos los días de 3 a 4 millas por hora, junto con tareas diarias simples. Zelman, MPH, RD, LD (2008) de WebMD determinaron la ingesta estándar de calorías para el público. Estas son las pautas para una dieta diaria:

Género	Años	Sedentario	Moderadamente activo	Activo
Mujer	19-30	2000	2,000-2,200	2400
	31-50 +	1800	2000	2200

Hombre	19-30	2400	2,600-2,8 00	3000
	31-50 +	2200	2,400-2,6 00	2,800-3, 000

A medida que compra y elabora alimentos a base de plantas, ahora puede consultar las etiquetas de información nutricional y ver si cumple con sus necesidades de ingesta de calorías.

Hidratos de carbono

Los carbohidratos funcionan con calorías para proporcionar energía. El Departamento de Agricultura de los Estados Unidos (USDA) (2010) encontró que el 45-65% de las calorías se acreditan a los carbohidratos. Además, los carbohidratos se descomponen en glucosa, que es la principal fuente de energía del cuerpo.

Los granos y azúcares parciales crean carbohidratos refinados. Los carbohidratos refinados no son recomendables para el cuerpo porque dañan la salud del cuerpo. Pero los expertos en salud enfatizan que los carbohidratos son necesarios para un potencial de salud completo. Por lo tanto, se aconseja evitar algunos dulces.

Si bien una dieta baja en carbohidratos puede ayudar a un individuo a alcanzar los objetivos de nutrición destinados a la pérdida de peso, el plan de alimentación basado en vegetales le permite consumir los carbohidratos correctos y centrarse en granos integrales, frutas y verduras. Alrededor del 45-65 por ciento de las calorías equivale a alrededor de 225-325 gramos de carbohidratos para una dieta diaria de 2.000 calorías (Mayo Clinic Staff 2014).

Azúcares

Los azúcares son un tipo de carbohidratos. Ayudan a proporcionar energía y vitamina a través de la digestión. Añaden sabor y textura a la comida. Sin embargo, cantidades excesivas de ingesta de azúcar conducen a enfermedades.

Los profesionales de la salud señalan que los azúcares deben considerarse carbohidratos. Los carbohidratos deberían ser más de la mitad de la ingesta de energía de la dieta. Además, la American Heart Association sugiere limitar la cantidad de azúcar agregada a las siguientes cantidades:

- Hombres: 150 calorías de la cantidad total de su caloría diaria necesitan alrededor de 9 cucharaditas o 37.5 gramos al día.

- Mujeres: 100 calorías de la cantidad total de su necesidad calórica diaria, alrededor de 6 cucharaditas o 25 gramos al día.

Además, es vital distinguir entre azúcares naturales, que se encuentran en las verduras y frutas a partir del azúcar agregado, que son azúcares añadidos a los alimentos, comúnmente azúcar de mesa regular. Los azúcares agregados a menudo se indican como jarabe de maíz con alto contenido de fructosa o sacarosa en las etiquetas de los alimentos. Debe evitar los azúcares agregados tanto como sea posible.

Los azúcares naturales en vegetales y frutas, que son el foco de una dieta basada en plantas, están perfectamente bien. Además del azúcar orgánico, estos alimentos saludables contienen fibra, agua y diversos micronutrientes.

Proteína

Este componente celular es responsable de reparar y construir tejidos en el cuerpo. Las proteínas de origen vegetal y animal se digieren y descomponen en el estómago para formar bloques de proteínas llamados aminoácidos. El sistema humano luego utiliza estos aminoácidos para construir y reparar su cuerpo. Nueve de los 20 aminoácidos que su cuerpo necesita, conocidos como aminoácidos esenciales, no son sintetizados por el cuerpo, por lo que debe obtenerlos a través de los alimentos.

Esos 9 aminoácidos esenciales son:

1. Valina

2. Triptófano

3. Treonina

4. Fenilalanina

5. Metionina

6. Lisina

7. Leucina

8. Isoleucina

9. Histidina

Alrededor del 10-35 por ciento de su ingesta diaria de calorías debe provenir de la proteína magra. Como usted está limitando o evitando las proteínas de origen animal en una dieta basada en plantas, puede obtenerlas de estas fuentes de plantas satisfactorias:

- Almendras

- Amaranto

- Alcachofa

- Espárragos

- Guisantes con puntos negros

- Frijoles negros

- Brócoli

- Semillas de chía

- Garbanzos

- Edamame

- Judías verdes

- Guisantes verdes

- Leche de cáñamo

- Semillas de cáñamo

- Lentejas

- Levadura nutricional

- Harina de avena

- Mantequilla de maní

- Semillas de calabaza

- Quinoa

- Leche de soja

- Espinacas

- Spirulina

- Tahini

- Tempeh

- Tofu

Grasa

Similar a los carbohidratos, la grasa ha sido demonizada ya que engorda y no se considera saludable. Pero hay una diferencia distintiva entre la grasa de la dieta y la grasa corporal.

Las grasas de la dieta son nutrientes esenciales que proporcionan energía al cuerpo, ayudan a proteger los órganos del daño y aumenta la absorción de ciertas vitaminas que son liposolubles, incluidas las vitaminas D, A, K y E.

Debe evitar las grasas trans, que es el tipo de grasa que se encuentra en la manteca vegetal, productos horneados y alimentos procesados. Son lo que se conoce como "grasa mala," y aumentan el riesgo de desarrollar enfermedades del corazón.

Por otro lado, la grasa insaturada o lo que se conoce como "buena grasa" ayuda a prevenir las enfermedades del corazón e incluso ayuda a proteger el corazón. La mantequilla de nueces, la linaza, el aceite de oliva, los aguacates y las nueces son excelentes fuentes de grasas saludables en una dieta basada en vegetales.

Los ácidos grasos omega-3 y otras grasas poliinsaturadas también son esenciales para el correcto funcionamiento del cuerpo. Sin embargo, a diferencia de otros ácidos grasos, el cuerpo no puede sintetizarlo. Las nueces, las semillas de lino y las semillas de chía son solo algunas de las mejores fuentes de ácidos grasos omega-3 de origen vegetal.

Alrededor del 20-35 por ciento de su ingesta diaria debe provenir de la grasa de la dieta saludable.

Vitaminas

Hay muchos tipos diferentes de vitaminas, y cada una tiene su un rol y función específica en el cuerpo, y son igualmente esenciales para mantener una salud óptima. Los hombres y las mujeres tienen pequeñas diferencias en las cantidades de vitaminas que el cuerpo necesita específicamente. Sin embargo, en general, el cuerpo necesita las siguientes vitaminas esenciales:

- Vitamina A

- Vitamina C

- Vitamina D

- Vitamina E

- Vitamina K

- Vitaminas del complejo B

Una dieta basada en plantas le asegura que obtendrá su necesidad diaria de vitaminas esenciales, ya que sus comidas están compuestas de muchas verduras y minerales.

Minerales

Al igual que las vitaminas, los minerales son vitales para mantener el funcionamiento adecuado del cuerpo, cada tipo tiene su función específica y las necesidades del cuerpo incluyen lo siguiente:

- Sodio: mantiene el volumen de líquido fuera de las células y las ayuda a funcionar correctamente. Los expertos en salud sugieren mantener su ingesta diaria de sodio por debajo de 2,400 miligramos por día.

- Potasio: mantiene el líquido fuera y dentro de la célula, evitando el aumento excesivo de la presión arterial cuando ingiere grandes cantidades de sodio. Los tomates, las papas y los plátanos son fuentes ricas en potasio.

- Calcio: ayuda a construir y mantener dientes y huesos fuertes. La leche de almendras y el queso son excelentes fuentes de calcio.

Sin embargo, puesto que usted está limitando o evitando los productos de origen animal, puede obtener su necesidad diaria de calcio de los siguientes:

- Almendras y mantequilla de nuez

- Almendras

- Bok Choy

- Brócoli

- Semillas de chía

- Higos secos

- Col Rizada

- Col Rizada

- Linaza

- Hojas de mostaza

- Frijoles blancos

- Okra

- Pak Choi

- Leche de arroz

- Leche de soja

- Yogur de soja

- Soja

- Verdes primaverales

- Tahini

- Tempeh

- Tofu

- Hojas de nabo

Otros minerales importantes incluyen hierro, cloruro, magnesio, fósforo y otros minerales.

Agua

Muchos de nosotros pasamos por alto la importancia de un cuerpo bien hidratado. Nuestra masa corporal se compone de entre el 55-75 por ciento de agua. Incluso unos pocos días sin agua puede ser perjudicial para su salud. Es el componente del núcleo de todas las células en el cuerpo.

El agua mantiene la homeostasis del cuerpo, además de transportar nutrientes a las células, regula la temperatura corporal, ayuda a la digestión de los alimentos y ayuda a eliminar los productos de desecho del cuerpo.

Los adultos deben beber entre 25 a 35 mililitros de líquido por cada 1 kg de peso corporal, que asciende a alrededor de 2-3 litros de líquido al día o 8 a 12 vasos de agua.

Si usted no está recibiendo suficiente cantidad de líquido, puede sufrir de fatiga, mareos, sequedad de la piel, frecuencia cardíaca rápida, e incluso la muerte.

Aparte de agua potable, se puede hidratar adecuadamente su cuerpo por el consumo de alimentos con alto contenido de agua, como frutas y verduras.

Parecería como si fuera a tomar una gran cantidad de esfuerzo para meter todos estos macronutrientes y micronutrientes en su dieta. Por suerte, es más sencillo de lo que parece para obtener su ingesta diaria de nutrientes. No hay necesidad de seguir cualquier guía o lista específica para una dieta saludable meticulosamente a menos que usted está en una dieta restringida o si tiene una condición que implica el desarrollo de una guía estricta. Sólo tiene que seguir una dieta rica en alimentos integrales ricos en granos enteros, vegetales y frutas. Con una dieta basada en vegetales, usted será capaz de consumir una cantidad abundante de todos los nutrientes esenciales que necesita en cada comida. Un menú de comida saludable es rica en nutrientes y puede proporcionar a su cuerpo cantidades de micronutrientes con cada porción concentrada.

Capítulo 4: Comience el Día con un Desayuno a Base de Plantas

Usted debe comenzar cada mañana con un delicioso desayuno y nutritivo a base de plantas. Estos desayunos le proporcionan la energía para hacer todo lo necesario y comenzar el día con una sensación magnífica.

Avena para Amar

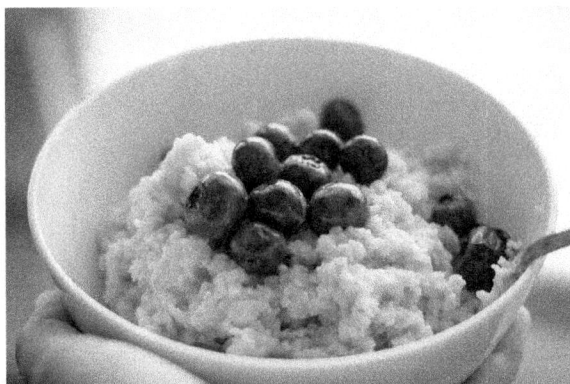

Tiempo de preparación: *1* minuto

Tiempo de cocción: *5* minutos

Para *2* personas

Ingredientes:

- 1 taza de copos de avena

- 1 taza de arándanos, congelados o frescos

- 1 3/4 tazas de agua

- 2 cucharadas de semillas de Chía

- 2 tazas de leche de almendras, o con su leche de elección

- Néctar de agave, al gusto

Instrucciones:

1. En una estufa, hierva el agua en una olla.

2. Añadir la avena y continuar hirviendo. A continuación, poner en las semillas.

3. Hervir durante 2-3 minutos. Bajar el fuego y agite cuando sea necesario.

4. Consiga dos recipientes. Ponga media taza de arándanos en cada uno de ellos. Vierta la avena

cocida sobre las frutas.

5.   Mezcle la avena y luego añadir la leche no láctea. Añadir el agave al gusto. Sirva caliente.

Calorías: **819** kcal

Carbohidratos totales: **58.5** gramos

Azúcar: **15.6** gramos

Grasa total: **64.6** gramos

Proteína: **14.4** gramos

Sodio: **43** mg

Granola Energizante

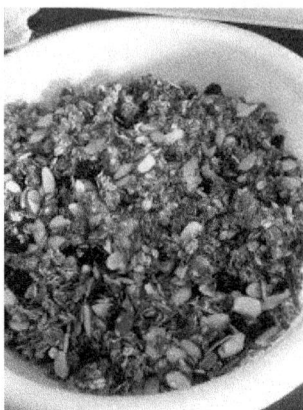

Tiempo de preparación: **5** minutos

Tiempo de cocción: **20** minutos

Para **6** personas

Ingredientes:

* 2 tazas de avena

* 1 taza de nueces, deben estar crudas y no ser saladas

* 1 taza de pasas secas

* 1 taza de copos de coco seco

- 1/2 taza de almendras escaldadas

- 1/2 taza de pepitas o semillas de calabaza

- 1/3 taza de jarabe de arce

- 1 cucharadita de canela

- Jengibre en polvo 1 cucharadita

- 1 cucharadita de Garam Masala

- 1 cucharadita de sal gruesa del mar Céltico

Instrucciones:

1. Precalentar el horno a 350F.

2. Obtenga un papel de pergamino antiadherente y forre una cocción con él. Dejar de lado.

3. En un recipiente grande, ponga los ingredientes, nueces y especias secas. A continuación, mezclar y combinar.

4. Poner en el resto de los ingredientes y mezclar bien. Es posible usar las manos.

5. Obtener la bandeja de horno y extender la mezcla de manera uniforme. Póngalo en el horno por 15 minutos.

6. Mezcle la granola, luego extiéndala de manera uniforme. Hornear por otros 10 minutos. Debería salir marrón.

7. Ponga las pasas y los copos de coco. Revuelva suavemente para enfriar. Más enfriamiento creará una textura dura. Entonces está prácticamente listo para servir.

Calorías:	*471* kcal
Carbohidratos totales:	*64* gramos
Azúcar:	*29* gramos
Grasa total:	*20* gramos
Proteína:	*10* gramos
Sodio:	*294* mg

La Solución de la Crepe

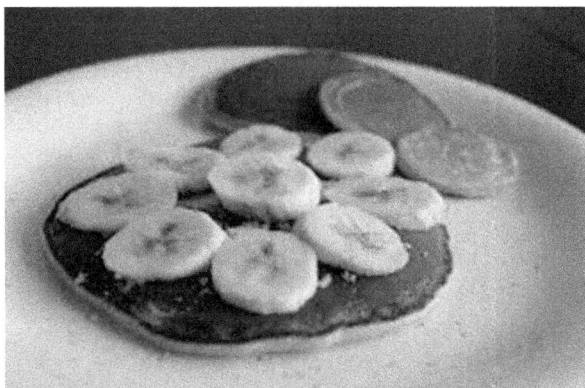

Tiempo de preparación: **5** minutos

Tiempo de cocción: **20** minutos

Para **4** personas

Ingredientes:

* 1 taza de harina de trigo sarraceno

* 1 taza de leche de almendras, sin azúcar

* 1 plátano maduro, puré

* 1 cucharada de lino de tierra

* 1 cucharada de néctar de agave

- 1 cucharadita de polvo de hornear

- 1 cucharadita de bicarbonato de sodio

- 1/8 cucharadita de sal rosa del Himalaya

- Aceite de coco

- Rodajas de plátano, miel cruda, almendras tostadas

Instrucciones:

1. Consigue un tazón grande. Ponga la harina, el polvo de hornear y la soda, el lino molida y la sal. Mezcla los ingredientes.

2. Ponga el puré de plátano, leche y jarabe de agave. Mézclalos para secar los ingredientes. La masa se volverá líquida y espesa.

3. Obtener una sartén de hierro fundido y engrasarlo con el aceite de coco. Calentar en más de temperatura media.

4. Coloque 1/4 de la mezcla en la sartén y cocine durante 2 minutos. Pequeñas burbujas aparecerán. Voltee los panqueques y cocine nuevamente por 2 minutos.

5. Poner en un plato y cubrir con una toalla. Esto lo mantendrá caliente.

6. Repita para más panqueques. Luego cubra con las rodajas de plátano, miel y almendras.

Calorías:	**465** kcal
Carbohidratos totales:	**65.2** gramos
Azúcar:	**20** gramos
Grasa total:	**19.8** gramos
Proteína:	**14.7** gramos
Sodio:	**437** mg

Las Gachas de Energía

Tiempo de preparación: *5* minutos

Tiempo de cocción: *25* minutos

Para *2* personas

Ingredientes:

* 1/2 taza de quinoa

* 1 taza de avena

* 2 1/4 tazas de agua

* 2 manzanas a ser peladas, sin corazón y cortadas en cubitos o menos

* 2 cucharadas de yogur de coco

* 1 cucharadas de chips de coco o coco desecado

* 3 1/2 onzas de cerezas frescas

* Un puñado de frambuesas frescas

* Una pizca de mixta de canela, nuez moscada y jengibre

- Una pizca de canela adicional

- Una pizca de nuez moscada recién rallada adicional

Instrucciones:

1. En una sartén, ponga la quinoa, la avena y la mezcla de especias. Agregue 2 tazas de agua. Hervir a fuego lento. Reduzca a fuego lento, luego cocine por 10 minutos. Agregue agua si es necesario.

2. Haga una compota de manzana colocando las manzanas en una sartén. Cúbralo con ¼ taza de agua, una pizca de canela y una pizca de nuez moscada. Hervir hasta que esté tierno. Esto debería tomar 10 minutos. Drene en un procesador de alimentos. Para crear suavidad, espolvoréelos. Luego, deje a un lado.

3. Divida la avena en dos recipientes. Cúbralos con

una cucharada grande de compota de manzana. Agregue las otras frutas y el yogur de coco. Utilice las virutas de coco como coberturas adicionales. Sirva caliente.

Calorías:	**260** kcal
Carbohidratos totales:	**51** gramos
Azúcar:	**17** gramos
Grasa total:	**3** gramos
Proteína:	**11** gramos
Sodio:	**55** mg

Comience el Día con Ensalada

Tiempo de preparación: **20** minutos

Tiempo de cocción: **20** minutos

Para **4** personas

Ingredientes:

Para la ensalada:

- 1 paquete de ensalada de hierbas verdes de ensalada de aproximadamente 5 onzas
- 2 tazas de fresas en rodajas
- 1/2 taza de almendras, platinadas
- 1/2 tazas de pepitas, salados y tostados
- 1/4 taza de tocino de coco
- Sal gruesa y pimienta negra al gusto

Para el tocino de coco:

- 1 1/2 taza de copos de coco sin azúcar
- 1 cucharada de salsa de soja

- 1 cucharada de jarabe de arce puro

- 1 1/2 cucharaditas de humo líquido

- 1 1/2 cucharaditas de agua

- 1/2 cucharadita de pimentón ahumado

- 1/2 de cucharadita de pimienta negra molida fresca

Para la vinagreta de pimienta negra:

- 3/4 cucharadita de pimienta recién molida negra

- 1/3 taza de vinagre de vino tinto

- 2/3 taza de aceite de canola

- 1 cucharadita de azúcar granulada

- 1/2 de cucharadita de ajo picado

- 1/4 cucharadita de sal

Instrucciones:

1. Crear el tocino de coco primero repitiendo los pasos 2 a 4.

2. Precaliente el horno a 325 F. Centre la parrilla del horno.

3. Bata la salsa de soja, el jarabe, el humo líquido y el agua en un tazón mediano. Ponga el coco. Revuelva hasta que el líquido sea absorbido. En la parte superior, espolvorea el pimentón y la pimienta negra. Revuelva para combinar bien.

4. Obtenga una bandeja grande para hornear con borde y cúbrala con papel pergamino. Extienda los copos de coco para crear una capa. Asegúrese de que los copos estén distribuidos uniformemente. Luego hornea hasta que estén de color marrón oscuro. Esto debería tomar un mínimo de 10 minutos.

5. Crea la vinagreta negra a continuación. Mezcle los ingredientes (excepto el aceite) en un tazón pequeño. Debe batirlos bien. Lentamente agregue un chorrito de aceite de canola, mezclándolo

mientras bate.

6. Ahora termine la ensalada. Coloque la mezcla en un tazón grande y luego espolvoréela con sal y pimienta negra. Mezcle para una buena mezcla. Ponga las fresas, las pepitas, las almendras y el tocino de coco. Rocíe sus porciones con el aderezo.

Notas: El tocino puede quemarse fácilmente. Debe tener un aspecto desmenuzado.

Calorías:	*591* kcal
Carbohidratos totales:	*14* gramos
Azúcar:	*2* gramos
Grasa total:	*8* gramos
Proteína:	*55* gramos
Sodio:	*145* mg

Rica Pudín de arroz

Tiempo de preparación: **5** minutos

Tiempo de cocción: **10-15** minutos

Para **2** personas

Ingredientes:

* 1 taza de leche de coco (aproximadamente 1/2 lata)

* 1 taza de arroz cocido blanco o marrón

* 1 cucharada de jarabe de arce o agave

* Canela Dash

Instrucciones:

1. Verter la leche de coco en una olla de tamaño pequeño y llevar a fuego lento a fuego medio-alto.

2. Añadir el jarabe de arce y revuelva para mezclar.

3. Añadir el arroz y se agita hasta que la mezcla se distribuye de manera uniforme.

4. Cocine a fuego lento la mezcla durante 5 minutos o hasta que el líquido se reduzca y la mezcla esté espesa.

5. Divida la mezcla entre 2 tazones. Espolvorear la superficie con canela y servir.

Calorías:	**640** kcal
Carbohidratos totales:	**87.4** gramos
Azúcar:	**10.1** gramos
Grasa total:	**29.2** gramos
Proteína:	**9.4** gramos
Sodio:	**24** mg

Feliz al Comer Muffins

Tiempo de preparación: *5* minutos

Tiempo de cocción: *25-30* minutos

Para *12* personas

Ingredientes:

- 3/4 taza de leche de soja

- 2 cucharaditas de polvo de hornear

- 1/4 taza de aceite

- 1/2 taza de azúcar

- 1 cucharadita de sal

- 1 taza de arándanos congelados

- 1 1/2 taza de harina

Instrucciones:

1. Poner el polvo de hornear, harina, la sal y el azúcar en un recipiente de mezcla y agitar hasta que esté

bien combinado.

2. Agregue la leche de soja y el aceite hasta que esté bien incorporado. Doble suavemente los arándanos en la mezcla de la pasta.

3. Forrar un molde para muffins de 12 tazas con vasos de papel. Divida la mezcla entre los moldes.

4. Hornear en un horno precalentado 400F durante aproximadamente 25 a 30 minutos o hasta que los panecillos se estén cocidos.

Calorías:	**144** kcal
Carbohidratos totales:	**23.4** gramos
Azúcar:	**10.2** gramos
Grasa total:	**5** gramos
Proteína:	**2.2** gramos
Sodio:	**203** mg

Quínoa Rápida para un Día Ocupado

Tiempo de preparación: *5* minutos

Tiempo de cocción: *15* minutos

Para *1-2* personas

Ingredientes:

- 3/4 de taza de quinoa cocida

- 3 nueces, picadas

- 2 1/4 tazas de leche de almendras, divididas

- 1 cucharada de jarabe de arce

- 1 cucharada de arándanos secos

- 1 cucharada de mantequilla de almendras

- 1 caqui, picado

Instrucciones:

1. Verter 2 tazas de leche de almendras en una cacerola y llevar a ebullición a fuego alto.

2. Cuando la leche está hirviendo, añadir la quínoa y reducir la temperatura a un calor medio o de la

mezcla a fuego lento. Tapar y cocer a fuego lento durante unos 15 minutos o la quinua absorbe la leche.

3. Retire la cacerola del fuego. Verter en el leche de almendras 1/4 taza restante y la mantequilla de almendras. Agitar hasta que esté bien distribuida.

4. Transferir la mezcla a un tazón para servir.

5. Agrega el resto de los ingredientes. ¡Servir y disfrutar!

Calorías: **985** kcal

Carbohidratos totales: **69.2** gramos

Azúcar: **15.5** gramos

Grasa total: **76.3** gramos

Proteína: **18.4** gramos

Sodio: **46** mg

Un Delicioso Plato de Tortilla de Garbanzo

Tiempo de preparación: *10* minutos

Tiempo de cocción: *20* minutos

Sirve: *3* pedazos (6 pulgadas) cada tortilla

Ingredientes:

- 1 taza de harina de garbanzo

- 1/2 de cucharadita de bicarbonato de sodio

- 1/2 cucharadita de ajo en polvo

- 1/2 cucharadita de cebolla en polvo

- 1/3 taza de levadura nutricional

- 1/4 cucharadita de pimienta negra

- 1/4 cucharadita de pimienta blanca

- 1 taza de agua

- 3 cebollas verdes (verde y partes blancas), picadas

4 onzas de champiñones, salteados, opcional

Instrucciones:

1. Ponga la harina de garbanzo, el bicarbonato de sodio, la levadura nutricional, la pimienta negra, la pimienta blanca, el ajo en polvo y el polvo de cebolla en un tazón pequeño y revuelva hasta que estén bien combinados.

2. Vierta el agua en la mezcla de harina y revuelva hasta que la mezcla quede suave.

3. Caliente una sartén a fuego medio o caliente. Cuando la sartén esté caliente, vierta la mezcla en la sartén, como si estuviera haciendo un panqueque. Espolvoree cada tortilla con 1-2 cucharadas de cebollas verdes, y si está usando, con champiñones salteados.

4. Cuando la parte inferior de las tortillas esté dorada, voltee y cocine durante 1 minuto más o hasta que esté bien cocida.

5. Sirva con espinacas, salsa, tomates, salsa picante o

cualquier relleno vegetal que desee.

Calorías:	*316* kcal
Carbohidratos totales:	*51* gramos
Azúcar:	*7.7* gramos
Grasa total:	*5.1* gramos
Proteína:	*21.5* gramos
Sodio:	*243* mg

Fabulosa Tarta de Frutas

Tiempo de preparación: **2** horas, **30** minutos

Tiempo de cocción: **0** minutos

Para **6** personas

Ingredientes:

Para la corteza:

- 2 tazas de nueces crudas, O almendras, nueces o su nuez preferida

- 7-12 Dátiles Medjool, sin hueso (si no está húmedo y pegajoso, remoje en agua tibia durante 10 minutos y escurra

- 1/4 de cucharadita de sal de mar, opcional

Para el relleno:

- 1 1/2 tazas de fruta fresca mezclada, dividida (fresas, arándanos, mango, kiwi o sus frutas preferidas)

- 1/2 cucharadita de extracto de vainilla

- 1/4 taza de jarabe de arce, o néctar de agave

- 12 onzas de tofu de seda firme, secada suavemente y presionada suavemente en una toalla limpia durante al menos 15 minutos, 1 hora

- 2 cucharadas de jugo de limón, de 1 limón

Instrucciones:

1. Drene o presione el tofu.

2. Mientras tanto, prepara la corteza. Ponga la nuez en un procesador de alimentos. Pulse hasta que se procese hasta que se asemeje a una comida semi fina.

3. Con el motor del procesador de alimentos en funcionamiento, agregue los dátiles 1 a la vez a través del pico hasta que la mezcla se asemeje a una masa. La masa debe mantener su forma cuando los aprietas entre 2 dedos. Esto tomará alrededor de 7 a 12 dátiles, dependiendo de sus

tamaños.

4. Cubra una tarta estándar para tarta o pastel, o un par de sartenes para tartas de 4 3/4 pulgadas con papel pergamino. Divida la masa de la masa entre las bandejas, presionando en la sartén para crear una masa uniforme. Puede poner otro papel de pergamino encima de la corteza y luego usar un vaso para igualar y presionar firmemente la corteza en su lugar. Enfríe en el congelador hasta que se enfríe.

5. Ponga el tofu, el edulcorante, la vainilla y el jugo de limón en una licuadora. Mezcle hasta que la mezcla esté suave y cremosa, raspando los bordes según sea necesario.

6. Cuando la masa esté fría, transfiera la mezcla de relleno a la corteza. Enfriar durante al menos 2 horas, hasta 4 horas.

7. Cuando esté listo para servir, cubra con fruta y, si

lo desea, sirva cubierto con crema batida de coco.

8.   Guarde las sobras en el refrigerador durante un par de días o congélelas para almacenarlas por un tiempo prolongado.

Calorías: **375** kcal

Carbohidratos totales: **27** gramos

Azúcar: **19** gramos

Grasa total: **26** gramos

Proteína: **14.5** gramos

Sodio: **119** mg

Capítulo 5: Soluciones con Amor para el Almuerzo

Se puede decir que el almuerzo es la comida más social del día. Puede mostrar sus comidas a base de plantas a sus compañeros de trabajo y amigos. Verán que sus hábitos alimenticios nutritivos son también deliciosos para los ojos y las papilas gustativas.

La Más Deseada Chili Bowl

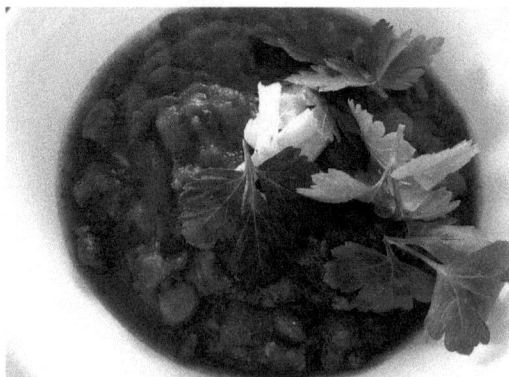

Tiempo de preparación: *10* minutos

Tiempo de cocción: *45* minutos

Para **6** personas

Ingredientes:

- 1 pimiento rojo, cortado en dados

- 3/4 taza de lentejas rojas secas, enjuagadas bien en agua fría y luego drenadas

- 1 3/4 taza de agua, y más, según sea necesario

- 1 cebolla blanca o amarilla, cortada en dados

- 1 jalapeño, en cubos con semillas

- 3 cucharadas de pasta de tomate

- 4 dientes de ajo

- 3 cucharadas de chile en polvo, dividido

- 2 cucharadas de comino molido, dividido

- 2 cucharadas de semilla de uva o aceite de coco

- 1 cucharadita de pimentón ahumado

- 1/2 cucharadita de sal marina y pimienta negra, dividida (tienen otras adicionales al gusto)

- 2 latas (15 onzas) de tomates cortados en cubitos (si son sin sal, añadir más sal de mar)

- 1 lata (15 onzas) de frijoles, ligeramente drenados

- 1 lata (15 onzas) de frijoles negros, ligeramente drenados

- 1-2 cucharadas de azúcar de coco, o jarabe de arce

- 1 lata (15 onzas) de maíz, escurrido, opcional

Instrucciones:

1. Sobre llama media o calor, caliente una olla grande. Cuando esté caliente, agregue el aceite, el pimiento rojo y la cebolla. Sazone con sal y pimienta negra, luego revuelva. Agitar mucho durante 4 minutos.

2. Obtener un mortero. Ponga el jalapeño y el ajo. Aplastar hasta que se convierta en una pasta áspera. Toma la cebolla y el pimiento rojo, luego

ponlos en la olla grande. Sazonar con sal y pimienta negra nuevamente.

3. Ponga 2 cucharadas de chile en polvo, 1 cucharada de comino, tomates cortados en cubitos, pasta de tomate, pimentón y agua. Revuelva y mezcle bien. Hervir a fuego medio o bajo.

4. Cuando hierva, ponga las lentejas, y luego reduzca el fuego medio-bajo, creando una cocción suave a fuego lento. Debería ver burbujas, pero no debería haber más ebullición. Cocine por 15 minutos, haciendo el chile tierno. Agregue agua si parece seca y si las lentejas no están sumergidas.

5. Agregue el riñón y los frijoles negros, 1/4 de cada sal y pimienta negra, y el resto del comino y el chile en polvo. Revuelva para mezclar bien.

6. Cocine a fuego lento a fuego medio o calor, luego reduzca el fuego bajo. Ponga maíz si lo desea. Cubra y cocine a fuego lento durante 20 minutos.

7.   Añadir los condimentos para más sabor.

Calorías: **320** kcal

Carbohidratos totales: **52.4** gramos

Azúcar: **10** gramos

Grasa total: **6.8** gramos

Proteína: **15.9** gramos

Sodio: **427** mg

Pan con Carne con Base de Plantas

Tiempo de preparación: *10* minutos

Tiempo de cocción: *55* minutos

Para *8* personas

Ingredientes:

Para el pastel de carne de garbanzos:

* 2 tazas de migas de pan Panko

* 2 tallos de apio, picados

* 2 zanahorias, en cubitos

* 2 latas (14 onzas cada uno), O 3 1/3 tazas de cgarbanzos cocidos, escurridos y enjuagados

* 1/4 cucharadita de pimienta negra

* 1/2 taza de almendras o leche de soja sin sabor

* 1 cucharadita de humo líquido

* 1 cebolla, cortada en dados

* 2 dientes de ajo, picados

- 2 cucharadas de semillas de lino molidas

- 2 cucharadas de aceite de oliva

- 2 cucharadas de tamari o salsa de soja

- 2 cucharadas de pasta de tomate

- 3 cucharadas vegetariana salsa Worcestershire

Para el glaseado de arce:

- 2 cucharadas de jarabe de arce

- 2 cucharadas de vinagre de sidra de manzana

- 1/4 taza de pasta de tomate

- 1 cucharadita de pimento

- 1 cucharada de salsa de soja o tamari

Instrucciones:

1. Precalentar el horno a 375F. Engrase ligeramente un molde para pan de 9 pulgadas con aceite.

2. Trabajando en lotes según sea necesario, coloque todos los ingredientes de la carne en un

procesador de alimentos. Pulse hasta que los garbanzos se rompan y todos los ingredientes se mezclen bien, raspando los lados del procesador de alimentos según sea necesario. NO sobredimensionar. Si trabaja en lotes, transfiera la mezcla procesada en un tazón grande y combine con las manos limpias.

3. Presione la mezcla de albóndigas en el molde para pan engrasado. Hornee en el horno precalentado durante 30 minutos.

4. Mientras que el pastel de carne se está horneando, coloque todos los ingredientes del glaseado en un recipiente de tamaño pequeño y revuelva hasta que estén bien combinados.

5. Después de que hayan transcurrido los 30 minutos, retire la albóndiga del horno. Cucharee el glaseado sobre la parte superior del pastel de carne. Vuelve al horno y hornea por unos 20 a 25

minutos más.

6. Retirar del horno. Deje que se enfríe durante al menos 10 minutos antes de cortarlo.

Notas: Cuanto más tiempo repose la albóndiga, más firme se vuelve. Si el pastel de carne es suave a su gusto, déjelo reposar por unos minutos más. También puede hacer esto un día antes. Simplemente recaliente el día que lo vaya a servir.

Calorías:	**580** kcal
Carbohidratos totales:	**76.2** gramos
Azúcar:	**18.4** gramos
Grasa total:	**15.6** gramos
Proteína:	**22.1** gramos
Sodio:	**480** mg

Papas al Curry al Estilo Tailandés

Tiempo de preparación: **15** minutos

Tiempo de cocción: **15-20** minutos

Para **4-5** personas

Ingredientes:

- 1 lata (14 onzas) de leche de coco, regular

- 1 cucharada de aceite

- 1/2 taza de cilantro picado y mezcla de maní

- 1 / 2-1 taza de caldo o agua

- 2 chalotes, en rodajas finas

- 2 batatas, peladas y cortadas en cubos

- 2-3 cucharadas de pasta de curry

- 3-4 tazas de espinaca fresca

- Salsa de pescado, al gusto

Instrucciones:

1. Si está sirviendo esto con arroz, que es muy recomendable, entonces cocine el arroz antes de comenzar en el plato.

2. Ponga el aceite en una sartén antiadherente y caliente a fuego medio-alto. Cuando el aceite esté caliente, agregue los chalotes y saltee hasta que estén fragantes y suaves.

3. Agregue las batatas y revuelva para cubrir con el aceite. Agregue la pasta de curry y revuelva hasta que esté bien incorporada.

4. Agregue el caldo y la leche de coco, revolviendo para combinar. Cocine a fuego lento durante unos 10 a 15 minutos o hasta que el plato sea grueso.

5. Agregue la espinaca y cocine hasta que se ablanden.

6. Agregue la mitad de la mezcla de cilantro y maní, y reserve el resto como relleno.

7.　　Añadir un chorrito de salsa de pescado en el plato. Sirva sobre arroz cocido con guarnición de la mezcla de cilantro y maní restante.

Calorías:	**341** kcal
Carbohidratos totales:	**21.6** gramos
Azúcar:	**4.9** gramos
Grasa total:	**27.5** gramos
Proteína:	**7.8** gramos
Sodio:	**63.6** mg

El Arroz Frito con Piña Perfecto

Tiempo de preparación: **10** minutos

Tiempo de cocción: **20** minutos

Para **4** personas

Ingredientes:

*   1 1/2 tazas de piña, cortada en cubos de 1 pulgada, enlatadas o frescas

*   1 1/2 cucharadas de aceite de coco

*   1 taza de zanahorias, peladas y en cubitos

*   1 taza de cebolla verde, picada

*   1/2 taza de cebolla roja, cortada en dados

*   1/4 cucharadita de hojuelas de pimiento chile rojo, opcional

*   1-2 cucharadas de salsa de tamari o salsa de soja

*   2 cucharaditas de jengibre fresco, rallado

*   2-3 dientes de ajo, picados

- 3 tazas de arroz cocinado, preferiblemente con un día de preparado.

Instrucciones:

1. Ponga el aceite de coco en un wok o sartén grande y caliente a fuego medio. Cuando el aceite esté caliente, agregue el jengibre, el ajo, la cebolla, las zanahorias y el chile, y saltee durante aproximadamente 7 a 9 minutos o hasta que las zanahorias estén tiernas.

2. Añadir los trozos de piña y sautmi durante aproximadamente 4 a 5 minutos o hasta que esté ligeramente dorado.

3. Añadir el tamari, arroz cocido, y las cebollas verdes. Sofreír y el gusto por el sabor. Añadir una pizca de sal o ceniza de tamari, según sea necesario.

4. Sofreír durante unos 4 a 5 minutos o hasta que el

arroz se caliente y los ingredientes se combinen.

Notas: Para que este plato sea más relleno, agrega más vegetales, frijoles, tofu al horno o anacardos tostados. Para las opciones de vegetales, puede agregar champiñones, calabacines, berenjenas, judías verdes, guisantes, bok choy, brócoli, pimientos y más.

Calorías:	**614** kcal
Carbohidratos totales:	**126,4** gramos
Azúcar:	**8.9** gramos
Grasa total:	**6.2** gramos
Proteína:	**11.5** gramos
Sodio:	**257** mg

Una Valiosa Quiche de Vegetales

Tiempo de preparación: *15* minutos

Tiempo de cocción: *1* hora, *30* minutos

Para *8* personas

Ingredientes:

Para la corteza

*   3 papas medianas a grandes (aproximadamente 3 tazas en total cuando se rallan)

*   1/4 de cucharadita de sal marina y pimienta negra

*   2 cucharadas de aceite de oliva, o mantequilla vegetariana

Para el relleno:

*   1 taza de brócoli, picado

*   12.3 onzas de tofu sedoso extra firme, se seca dando palmaditas

*   3 cucharadas de humus

*   2 cucharadas de levadura nutricional

- 3 dientes de ajo, picados

- 1 cebolla mediana, en cubitos

- 3/4 taza de tomates cherry, cortados en mitades

- Sal marina y pimienta negra, al gusto

Instrucciones:

1. Precalentar el horno a 450F. Con aceite en aerosol antiadherente, engrase ligeramente un molde para pastel de 9 1/2 pulgadas.

2. Rallar 3 tazas de papas. Coloque la papa rallada en el molde para pastel engrasado y luego rocíe con aceite de oliva. Sazonar con 1/4 de cucharadita de sal y 1/4 de cucharadita de pimienta. Mezcle para cubrir uniformemente y luego separe y presione en el molde para pasteles, superponiendo uniformemente.

3. Hornee en el horno precalentado durante aproximadamente 22 a 27 minutos, cocinando hasta que la masa esté dorada. Dejar de lado.

4. Mientras la masa se dore, prepare el ajo y las verduras y colóquelas en un molde para hornear. Mezcle para cubrir con un pellizco generoso pimienta y sal y 2 cucharadas de aceite de oliva. Poner en el horno y cocinar junto con la corteza. Cuando retire la corteza horneada del horno, reduzca la temperatura del horno a 400 ° F y continúe cocinando la mezcla de verduras hasta que esté dorada y suave, aproximadamente de 20 a 30 minutos en total. Cuando las verduras estén cocidas, retíralas del horno y póngalas a un lado.

5. Reducir la temperatura del horno a 375F.

6. Ponga el tofu escurrido en el procesador de alimentos. Añadir el puré de garbanzos, la levadura nutricional, 1/4 de cucharadita de sal, y pimienta negra, y mezcle hasta que estén bien combinados. Dejar de lado.

7. Coloque las verduras asadas en un tazón grande.

Agregue la mezcla de tofu y mezcle hasta que esté cubierto. Transfiera la mezcla de verduras a la corteza preparada, extendiendo la capa de manera uniforme.

8. Hornee a 375F durante aproximadamente 30 a 40 minutos, cocinando hasta que la parte superior esté firme y dorada. Si nota que la corteza comienza a ponerse café rápidamente, tienda los bordes de la costra sin apretar con un trozo de papel de aluminio.

9. Cuando el quiche esté cocido, deje enfriar por unos minutos. Sirva con cebolla verde picada o hierbas frescas.

Notas: Guarde las sobras en un recipiente cubierto sin apretar y mantener en la nevera durante un máximo de 2 días. Cuando esté listo para servir, recalentar en un horno a 350 ° F o en el microondas.

Calorías: *178* kcal

Carbohidratos totales: *20.1* gramos

Azúcar: **2.8** gramos

Grasa total: **8.**7 gramos

Proteína: 7 gramos

Sodio: **180** mg

Lasaña para mi Almuerzo

Tiempo de preparación: **5** minutos

Tiempo de cocción: **1** hora y **30** minutos

Para **8-10** personas

Ingredientes:

* 10 onzas de fideos de lasaña sin gluten

* 3 dientes de ajo picados

* 2 puñados de espinaca

* 4 tazas de salsa marinara (32 onzas)

* 1 taza de caldo de verduras

* 3/4 taza de anacardos crudos, remojadas durante la noche en agua y drenados

* 16 onzas de setas picadas (utilizar muchos tipos)

* 1 cucharada de aminos de coco o tamari

* 1 cucharadita de tomillo seco

* Para saltear, use aceite de coco, caldo de verduras o semilla de uva.

- Opcional: Levadura nutricional.

Instrucciones:

1. Precalentar el horno a una temperatura de 350 ° F.

2. En una sartén de gran tamaño, ponga el aceite, el caldo o la semilla de uva y caliéntelo a fuego medio. Espere hasta que se produzca el olor. Coloque los champiñones, el tomillo y el tamari. Agitar durante 6 minutos. Espera a que se cree el caldo.

3. Con una licuadora de alta potencia, mezcle los anacardos y el caldo de verduras. Desearía que la textura fuera suave, durante aproximadamente 5 minutos. Pon el fuego a medio-bajo. Permita que la mezcla hierva a fuego lento, la salsa espese y mezcle bien. Agregue la espinaca, luego revuelva por un minuto más.

4. Hacer la lasaña después de hacer la salsa.

5. Obtenga una fuente para hornear de 11x8

pulgadas. Extiende un tercio de la salsa en su parte inferior. Ponga 1 capa de fideos en la salsa. Cúbralo con 1/2 de su crema de champiñones. Coloque otra 1 capa de fideos y 1/3 de la salsa para cubrirla. Coloque el resto de la crema de champiñones. Hacer una capa más de fideos y luego cubrir con el resto de la salsa.

6. Con una lámina de aluminio, cubra la lasaña y luego hornee durante media hora. Quítate el papel de aluminio. Puede agregar aceite nutricional y luego hornear por 15 minutos. Deje que el plato se enfríe antes de servir, aproximadamente 5 minutos.

Calorías:	**350** kcal
Carbohidratos totales:	**27** gramos
Azúcar:	**3** gramos
Grasa total:	**17** gramos

Proteína: **23** gramos

Sodio: **570** mg

Hamburguesa Triple-B

Tiempo de preparación: *5* minutos

Tiempo de cocción: *1* hora y *10* minutos

Para *3* personas

Ingredientes:

- 1 paquete de tempeh (8 onzas)

- 1 cucharada de aceite de oliva

- 1 taza de cebolla amarilla finamente picada

- 1 taza de nueces ligeramente tostadas

- 1/2 taza de harina para todo uso

- 2 dientes de ajo picado

- 1 lata de lentejas, escurridas y enjuagadas (15 onzas)

- 3 cucharadas de aceite vegetal

- 1 cucharadita de albahaca seca

- 1 cucharadita de sal de mar

- 1 pizca de pimienta recién molida negro

Instrucciones:

1. Vacíe el tempeh durante 20 minutos para eliminar el amargor.

2. Corta el tempeh en 6 porciones pequeñas. Ponlo en la canasta para un vapor. Cocine por otros 20 minutos.

3. En una sartén de tamaño mediano, caliente el aceite de oliva a fuego medio-alto. Coloque las cebollas y saltee ligeramente. Deberían verse un poco marrones.

4. Poner en el ajo y cocine por un minuto. Ponerlo en una cazuela grande para la refrigeración.

5. Ponga el ajo y la cebolla enfriados en un procesador de alimentos. Poner en el tempeh, nueces, albahaca seca, lentejas, harina, sal y pimienta negra. Lentamente pulso. Las nueces se romperán y crearán la mezcla de hamburguesas vegetales.

6. Mezcle los ingredientes en un tazón con sus manos. Pruebe la mezcla y agregue más sal y pimienta negra si es necesario.

7. Corte las hamburguesas de la mezcla 4 oz. en tamaño. Entre 2 bolsas de sándwich, presione hacia abajo las hamburguesas. Forma las empanadas alrededor o en cualquier forma.

8. Póngalos en el refrigerador durante la noche.

9. Calentar el aceite vegetal a fuego medio-alto. Cocine 3 hamburguesas por 4 minutos por cada lado.

10. Cubrir con la cebolla roja, tomate y lechuga. Servir.

Calorías: **454** kcal

Carbohidratos totales: **22** gramos

Azúcar: **7** gramos

Grasa total: **22** gramos

Proteína: **25** gramos

Sodio: **1175** mg

Enchilada: Un Plato Encantador

Tiempo de preparación: *15* minutos

Tiempo de cocción: *5* minutos

Para *4* personas

Ingredientes:

- 1 aguacate mediano

- 1/2 de taza de frijoles negros, en lata

- 1/2 taza de zanahoria picada

- 1/2 taza de cilantro

- 1/2 taza de maíz, en lata

- 1/2 taza de frijoles de soya, sin cáscara

- 1/2 taza de salsa de enchilada verde

- 1/2 taza de pimiento rojo

- 1/2 taza de tomate rojo, picado o en rodajas

- 1/2 taza de champiñones blancos, rebanadas o en pedazos

- 2 dientes de ajo

- 2 tallos de cebolla verde

- 6 tortillas de maíz medianas

Instrucciones:

1. Poner las zanahorias, champiñones, cebollas verdes, y ajo en un procesador de alimentos hasta que se mezclen y la mezcla sea ligeramente gruesa.

2. Engrase una sartén con aceite. Ponga la mezcla de zanahoria en la sartén. Añadir el tomate, frijoles negros, maíz, frijoles de soya, y el pimiento, y sautmi hasta que esté cocido y calentado a fondo.

3. Arregle las tortillas de maíz en una bandeja para hornear. Divida la mezcla de zanahoria entre las tortillas de maíz. Rocíe con salsa de enchilada verde y cubra con queso vegano.

4. Hornear en un horno precalentado a 375F durante unos 5 minutos o hasta que el queso vegano se derrita.

5. Cubra con las rebanadas de aguacate y cilantro.

Servir mientras está caliente.

Notas: Para una versión clásica, divida la mezcla de zanahoria en tortillas de trigo integral, enrolle y coloque en una fuente para hornear. Rocíe con salsa de enchilada y cubra con el queso vegano. Hornee en un horno precalentado a 375F durante aproximadamente 5 a 7 minutos o hasta que el queso vegano se derrita. Cubra con rodajas de aguacate y cilantro. Sirve mientras aún está caliente.

Calorías:	**555** kcal
Carbohidratos totales:	**48.2** gramos
Azúcar:	**4.1** gramos
Grasa total:	**36.1** gramos
Proteína:	**13.8** gramos
Sodio:	**238** mg

Un Tofu Sabroso

Tiempo de preparación: *15* minutos

Tiempo de cocción: *15* minutos

Para *4* personas

Ingredientes:

*   1 libra de tofu firme o extra firme, escurrido y prensado

*   1/2 taza de quinoa cocida

*   Una botella de su salsa favorita sana, barbacoa, o su salsa preferida

Instrucciones:

1. Precalentar el horno a 425F.

2. Cubra una bandeja para hornear con una estera de silicona o un papel pergamino. Coloque un cable sobre la estera o el papel.

3. Rebane el tofu prensado en trozos de tamaño de pepita de pollo, aproximadamente 1/4-pulgada de grosor cada uno. Trabajando con 1 pedazo a la vez,

sumerja los nuggets de tofu en la salsa de barbacoa y cubra generosamente con la quinua cocida. Coloque los nuggets de tofu recubiertos en la rejilla. Continúe hasta que todas las piezas de tofu estén cubiertas. Este paso puede ser un poco complicado y es posible que desee acariciar un poco de quinua para cubrir cada pieza.

4. Cocine en el horno precalentado durante aproximadamente 15 a 20 minutos, o hasta que el recubrimiento de quinua esté crujiente y dorado.

5. Servir con salsa de barbacoa si lo desea.

Calorías: **181** kcal

Carbohidratos totales: **38.6** gramos

Azúcar: **16.9** gramos

Grasa total: **8.1** gramos

Proteína: **14.2** gramos

Sodio: **710** mg

Una Maravilla de Enrollado Vegetal

Tiempo de preparación: **20** minutos

Tiempo de cocción: **0** minutos

Porciones: **2** enrollados

Ingredientes:

* 4 hojas de berza de gran tamaño

* 2-3 onzas de brotes de alfalfa

* 1/2 cucharadita de jengibre rallado

* 1/2 cucharadita de ajo, picado

* 1/2 limón

* 1 cucharadita de aceite de oliva extra virgen

* 1 cucharada de tamari, O aminos de coco

* 1 pimiento rojo

* 1 taza de nueces primas

* 1 aguacate

Instrucciones:

1. Lave las hojas de la col. Cortar los tallos en la parte inferior de las hojas, la parte que no tiene hojas. Coloque las hojas en una mezcla de agua tibia y jugo de 1/2 limón. Deje remojar por 10 minutos. Cuando los 10 minutos hayan terminado, seque las hojas con toallas de papel. Con un cuchillo, corte en rodajas finas los tallos centrales para hacer que las hojas se doblen más fácilmente para envolver.

2. Cortar el pimiento y el aguacate.

3. Ponga las nueces en un procesador de alimentos. Añadir el aceite de oliva, el ajo, el jengibre y el tamari. Hasta que los ingredientes se combinen y mezclen.

4. En cada hoja de col, cubra la mezcla de nueces, las rodajas de aguacate y las rodajas de pimiento rojo. Rocíe con jugo de lima y luego cubra con los brotes de alfalfa. Dobla la hoja por la parte inferior y

superior, y luego envuelve los lados. Corte cada envoltura de collard en mitades. Servir.

Calorías: **666** kcal

Carbohidratos totales: **25.1** gramos

Azúcar: **6.1**gramos

Grasa total: **60.4** gramos

Proteína: **6.1** gramos

Sodio: **514** mg

Capítulo 6: Infórmese con Cenas Basadas en Plantas

Cuando el día llega su final, nada mejor como tomar un tiempo y relajarse con comidas basadas en plantas abundantes y hechas con el corazón. Aquí encontrará 10 platos para terminar su día.

Tallarines Vietnamitas para el Alma

Tiempo de preparación: *15* minutos

Tiempo de cocción: *35-40* minutos

Para *4* personas

Ingredientes:

- 1 cebolla grande, pelada y en cuartos

- 1 anís estrellado

- 1 cucharada de aminos de coco

- 1 pieza de una pulgada de jengibre, pelado y

cortado por la mitad

- 2 ramas de canela

- 2 dientes de ajo, aplastados

- 2 cucharadas de salsa de pescado

- 3 calabacines de gran tamaño

- 3 dientes de ajo enteros

- 4 huevos de gran tamaño

- 8 tazas de caldo de verduras

- Sal al gusto

- Para la cobertura:

- 1 taza de brotes de soja

- 1-2 limones en rodajas

- 2 cebollas verdes, picadas

- Cilantro

- Hojas de menta

- Hojuelas de pimienta roja

Instrucciones:

1. Con el lado cortado hacia abajo, coloque el jengibre y la cebolla en una sartén a fuego medio-alto. Cocine el jengibre durante unos 3-4 minutos y la cebolla durante unos 5 minutos, volteándolos a la mitad del tiempo de cocción. Transfiere la cebolla cocida y el jengibre a una olla.

2. Coloque la ramita de canela, el anís estrellado, el ajo y el clavo de olor en la sartén. Revuelva durante aproximadamente 30 segundos a fuego medio-alto o hasta que las especias sean fragantes. Apaga el fuego. Transfiera las especias a la olla.

3. Agregue el caldo de verduras en la olla y lleve a ebullición. Cuando el caldo esté hirviendo, reduzca el fuego a fuego lento. Agregue los aminoácidos de coco, la salsa de pescado y aproximadamente 1 cucharada de sal, y cocine a fuego lento por unos 30 minutos. No debería haber burbujas

burbujeando.

4. Mientras el caldo esté hirviendo a fuego lento, lave los calabacines y luego córtelos. Usando la cuchilla C de un espiralizador, espiralice el calabacín en fideos. Si no tiene un espiralizador, use un pelador de verduras para pelar a los lados del calabacín, haciendo pedazos de fettuccine. También puede usar un cuchillo para tallar tiras en el calabacín hasta llegar al centro y luego cortar el calabacín en piezas largas y delgadas. Cortar los fideos de calabacín en trozos más cortos con tijeras de cocina si lo desea para que sean más manejables.

5. Divida los fideos entre 3-4 recipientes.

6. Cuando el caldo esté listo, colar las especias y devolver el caldo a la olla. Degustar el caldo y añadir más sal si es necesario.

7. Llene cada tazón con fideos de calabacín con caldo. Cubra con cilantro, menta, brotes de soja, lima y

hojuelas de pimiento rojo. Eche a chorros aproximadamente 1 cucharada de jugo de lima en los fideos.

Calorías:	**252** kcal
Carbohidratos totales:	**24.6** gramos
Azúcar:	**8.5** gramos
Grasa total:	**9** gramos
Proteína:	**22.5** gramos
Sodio:	**2369** mg

Pizza Hecha sin Esfuerzo

Tiempo de preparación: **5** minutos

Tiempo de cocción: **25** minutos

Para **4** personas

Ingredientes:

- 1 taza de agua

- 1 cucharada de aceite de oliva

- 1/2 taza de marinara, O salsa para pizza

- 1/2 taza de queso mozzarella vegano

- 2 tazas de harina de garbanzo

- 2 cucharaditas de aceite de oliva

- 1 pizca de sal

- Puñado de col rizada rallada

Instrucciones:

1. Precalentar el horno a 375F. Forrar un molde para hornear con papel pergamino.

2. Ponga la harina en un tazón mediano. Agregue el

agua, la sal y 2 cucharaditas de aceite de oliva y revuelva hasta que se mezcle completamente.

3. Extienda la masa en 1 forma gruesa de pizza de 1/4-pulgada de espesor o 4 masas pequeñas de pizza de 1/4-pulgada de grosor. Coloque la corteza en el molde para hornear preparado.

4. Hornee en el horno precalentado durante aproximadamente 15 a 20 minutos o hasta que los bordes estén ligeramente crujientes.

5. Mientras la masa se está horneando, mezcle la col rizada con 1 cucharada de aceite de oliva.

6. Cuando la masa esté cocida, retírela del horno. Voltea el papel pergamino y la corteza boca abajo en la bandeja para hornear. Retire suavemente la bandeja para hornear de la corteza.

7. Extiende la salsa sobre la corteza. Coloque la col rizada sobre la salsa y espolvoree con queso vegano.

8. Cocer en el horno durante aproximadamente 5 a 7 minutos. ¡Rebanar y disfrutar!

Calorías: **480** kcal

Carbohidratos totales: **67.8** gramos

Azúcar: **13.5** gramos

Grasa total: **15.2** gramos

Proteína: **21.1** gramos

Sodio: **256** mg

Creador Cobbler Crave

Tiempo de preparación: **10** minutos

Tiempo de cocción: **45** minutos

Para **6** personas

Ingredientes:

- 1 taza de copos de avena

- 1/2 taza de nueces picadas

- 1/4 taza de harina para todo uso, o 1/4 taza adicionales de harina de almendra

- 1/4 taza de harina de almendra

- 2 cucharadas ligeras llenas de azúcar mascabado, O azúcar morena

- 2 cucharadas de azúcar de coco, o azúcar más morena

- 4 cucharadas de aceite de oliva, o aceite de coco, y más para el recubrimiento de la cacerola

- 7-8 pedazos de melocotones maduros, reducidos a

la mitad, sin hueso, y picados

- Un par de cerezas, sin semilla, picadas

- Una pizca de sal marina

Instrucciones:

1. Precalentar el horno a 350F. Engrase ligeramente un plato cuadrado para hornear de 8 pulgadas con aceite de oliva.

2. Ponga la fruta picada en el plato mientras los corta y luego extiéndalos en una capa pareja en el plato.

3. Coloque el resto de los ingredientes en un tazón para mezclar, que incluya 4 cucharadas de aceite de oliva. Con una cuchara de madera o con las manos limpias, mezcle hasta que esté bien combinado.

4. Coloque la mezcla de crumble encima de la capa de fruta, extendiéndola en una capa uniforme.

5. Hornee en el horno precalentado durante

aproximadamente 40 a 45 minutos o hasta que la parte superior esté dorada y crujiente y la fruta burbujee.

6. Sirva como está o con su helado favorito de origen vegetal.

7. Guarde las sobras en la nevera durante un máximo de 2 a 3 días.

Calorías:	*288* kcal
Carbohidratos totales:	*33* gramos
Azúcar:	*17* gramos
Grasa total:	*16.7* gramos
Proteína:	*5* gramos
Sodio:	*3* mg

Casserole en Base a Plantas

Tiempo de preparación: **20** minutos

Tiempo de cocción: **1** hora, **15** minutos

Porciones: **4-6**

Ingredientes:

- 10 onzas de tofu orgánico súper firme o extrafirme, en cubos

- Mezcla de 12 onzas de zanahorias bebé, arvejas y brócoli, O 1 bolsa (12 onzas) de verduras salteadas

- 3 tazas de arroz cocido, o arroz coliflor cocida o quinua

- 8 onzas de tempeh, en cubos

Para la salsa teriyaki:

- 1/2 de cucharadita de polvo de ajo, O 1 diente de ajo picado

- 1/2 cucharadita de jengibre molido, O 1 cucharadita de jengibre recién rallado

- 1/4 taza de jarabe de arce puro, o azúcar pura de caña o azúcar de coco

- 2 cucharadas de maicena, O 3 cucharadas de harina de tapioca MÁS igual cantidad de agua

- 3/4 taza de tamari, O aminoácidos de coco, o salsa de soja baja en sodio

- 3/4 taza de agua

Instrucciones:

1. Precalentar el horno a 400F.

2. Escurra el tofu y póngalo entre una toalla limpia doblada. Coloque una olla pesada sobre la toalla para exprimir el exceso de líquido durante 10 minutos. Puede omitir este paso si usa tofu súper firme.

3. Una vez que se haya extraído el tofu, córtelo en cubos de 3/4 a 1 pulgada. Corta el tempeh en cubos de 3/4 a 1 pulgada también.

4. Coloque el ajo, el jengibre, el jarabe de arce, el agua y el tamari en una olla pequeña. Revuelva para combinar y llevar la mezcla a ebullición. Cuando la mezcla esté hirviendo, reduzca el fuego a bajo y cocine durante 1 minuto. Agregue 1-2 cucharadas de jarabe de arce si desea una salsa más dulce.

5. Ponga la maicena y el agua en un tazón pequeño y mezcle hasta que la mezcla esté suave. Vierta la mezcla de almidón de maíz en la cacerola y cocine durante aproximadamente 1 minuto o hasta que la salsa esté espesa. Retire la cacerola del fuego y reserve.

6. Poner el tempeh y el tofu en un tazón mediano. Agregue aproximadamente 3/4 taza de la salsa teriyaki y mezcle suavemente para cubrir.

7. Cubra una bandeja para hornear con Silpat o papel pergamino. Extiende el tempeh y el tofu en la

bandeja para hornear, extendiéndolos uniformemente. Coloque la bandeja para hornear en el estante del medio del horno y hornee durante 40 minutos.

8.   Cuando los 40 minutos hayan terminado, reduzca la temperatura del horno a 350F.

9.   Cocine el arroz siguiendo las instrucciones del paquete.

10.   Cocine al vapor las verduras en un vapor de bambú o el método que prefiera.

11.   Coloque el arroz cocido, las verduras al vapor y el tempeh-tofu al horno en una cazuela. Agregue más salsa teriyaki, dejando una pequeña cantidad de la salsa para servir. Mezcle hasta que los ingredientes estén bien cubiertos con la salsa teriyaki.

12.   Coloque el plato en el horno y hornee durante aproximadamente 10 a 15 minutos o hasta que se caliente por completo.

13. Divida la cazuela entre 4 a 6 tazones para servir. Rocíe cada porción con la salsa reservada.

Notas: Si no puede encontrar el tempeh, entonces use 1 bloque completo (14 onzas) de tofu en su lugar. Si desea usar solo tempeh para su cazuela, use 2 paquetes (8 onzas cada uno). También puede reemplazar uno de los ingredientes vegetales con pimiento rojo o guisantes de primavera o cualquier vegetal que prefiera.

Calorías:	*839* kcal
Carbohidratos totales:	*146,1* gramos
Azúcar:	*12.9* gramos
Grasa total:	*11.8* gramos
Proteína:	*36.4* gramos
Sodio:	*3222* mg

Un Guiso Sorprendente

Tiempo de preparación: **15** minutos

Tiempo de cocción: **30** minutos

Porción: **8** tazas

Ingredientes:

- 1 1/2 tazas de garbanzos cocidos

- 1 taza de lentejas marrones, remojadas por un par de horas antes de la preparación

- 1 taza de zanahorias

- 28 onzas líquidas de tomates cortados en cubos

- 2 cucharaditas de aceite de oliva extra virgen

- 2 dientes de ajo medianos, picados

- 2 tazas de calabacín, cortado en cubitos

- 2 tazas de agua

- 2 tazas de col rizada sin apretar, sin tallo

- 1/2 cebolla blanca

- 1 cucharadita de perejil

- 1 cucharadita de orégano

- 1 cucharadita de albahaca seca

- 1 cucharada de salvia fresca, picada

- Sal y pimienta negra, al gusto

Instrucciones:

1. Ponga el aceite de oliva en una sartén y caliente a fuego medio o caliente durante aproximadamente 1 minuto. Agregue la cebolla, el ajo y las zanahorias, y saltee durante aproximadamente 2 minutos o hasta que las cebollas comiencen a ser translúcidas.

2. Ponga el aceite de oliva en una sartén y caliente a fuego medio o caliente durante aproximadamente 1 minuto. Agregue la cebolla, el ajo y las zanahorias, y saltee durante aproximadamente 2 minutos o hasta que las cebollas comiencen a ser translúcidas.

3. Cuando los 20 minutos hayan terminado, retire la

olla del fuego y retire la tapa. Agregue la col rizada y la salvia.

4. Cubra nuevamente con la tapa y deje que la col rizada se cocine de 5 a 10 minutos en el calor residual hasta que se ablande.

5. Sazone al gusto con sal y pimienta negra.

Notas: Si usa garbanzos crudos, sumérjalos durante la noche en agua, enjuague y cocine en una olla por separado durante aproximadamente 30 minutos antes de cocinar el guiso.

Calorías:	*259* kcal
Carbohidratos totales:	*44.5* gramos
Azúcar:	*8.6* gramos
Grasa total:	*3.7* gramos
Proteína:	*14.6* gramos
Sodio:	*42* mg

Un Regalo de Tempeh

Tiempo de preparación: **35** minutos

Tiempo de cocción: **10-20** minutos

Para **4-6** personas

Ingredientes:

*   1 aguacate, pelado, sin semillas y en rodajas

*   1 taza de microgens

*   1 libra de tempeh, cortado en hamburguesas cuadradas

*   1 cucharada de aceite de oliva, extra virgen

*   1 cebolla amarilla, pelada, reducida a la mitad, y en rodajas

*   1/3 taza de salsa de barbacoa

Instrucciones:

1. Coloque las hamburguesas de tempeh en un plato poco profundo. Vierta la salsa BBQ sobre las hamburguesas, cubriéndolas y luego volteándolas

para cubrir bien cada lado con la salsa. Dejar de lado.

2. Cubra el fondo de una sartén con aceite de oliva y caliente a fuego medio o alto. Cuando el aceite esté caliente, agregue la cebolla y saltee durante unos 30 minutos o hasta que se caramelice. Sáquelo del fuego y apártelo.

3. Engrase una parrilla con aceite en aerosol y luego caliente a fuego medio-alto. Alternativamente, se puede precalentar el horno a 400F.

4. Retire el tempeh del plato y colóquelo en la parrilla o hornee en el horno justo en el plato poco profundo.

5. Si está cocinando a la parrilla, cocine durante aproximadamente 10 minutos o hasta que aparezcan marcas oscuras en las hamburguesas, y gírelas una vez durante el tiempo de cocción.

6. Si está horneando, cocine durante 20 minutos,

volteando las hamburguesas una vez.

7. Coloque el tempeh a la parrilla o al horno en platos para servir. Coloque rebanadas de aguacate encima de las hamburguesas de tempeh. Cubra con los microgreens y las cebollas caramelizadas.

8. Servir con más salsa de barbacoa según se desee. ¡Disfrutar!

Calorías:	**394** kcal
Carbohidratos totales:	**25.2** gramos
Azúcar:	**6.9** gramos
Grasa total:	**25.7** gramos
Proteína:	**22.3** gramos
Sodio:	**248** mg

¡Oh mi Bulgur pilaf!

Tiempo de preparación: **10** minutos

Tiempo de cocción: **30** minutos

Para **2** personas

Ingredientes:

*   1 cucharada de ajo, finamente picado

*   1 taza de bulgur

*   1/2 cucharadita de sal

*   1/3 taza de dátiles picados

*   12 tazas de hojas de mostaza, en rodajas finas, (alrededor de 1 manojo), retire los tallos duros

*   2 chalotes picados

*   2 cucharadas de nueces picadas

*   2-3 cucharadas de agua

*   6 cucharaditas aceite de nuez o aceite de oliva extra virgen, dividido

*   4 cucharaditas de vinagre de vino blanco

Instrucciones:

1. Prepare el bulgur siguiendo las instrucciones del paquete. Transfiera a un colador, enjuague con agua corriente y drene.

2. Tueste las nueces en una sartén seca de tamaño pequeño a fuego medio-bajo durante aproximadamente 2 a 3 minutos o hasta que estén fragantes y ligeramente doradas, revolviendo con frecuencia. Retirar del fuego y dejar de lado.

3. Ponga 5 cucharaditas de aceite de nuez en una sartén de gran tamaño y caliente a fuego medio-bajo o caliente. Cuando el aceite esté caliente, agregue los chalotes y saltee durante aproximadamente 4-6 minutos o hasta que comiencen a dorarse. Agregue el ajo y saltee, revolviendo frecuentemente, por alrededor de 15 segundos o hasta que esté fragante.

4. Agregue los dátiles, hojas de mostaza y 2

cucharadas de agua. Cocine durante aproximadamente 4 minutos o hasta que el agua se evapore y las hojas de mostaza estén suaves, de vez en cuando revolviendo. Agregue 1 cucharada de agua si la sartén se seca antes de que sus hojas de mostaza estén tiernas. Agregue el vinagre y la sal. Agregue el bulgur y revuelva durante aproximadamente 1 minuto o hasta que se caliente bien.

5. Rociar la 1 cucharadita de aceite de nuez y luego espolvorear las nueces tostadas sobre el plato. Servir.

Calorías:	*196* kcal
Carbohidratos totales:	*31* gramos
Azúcar:	*7* gramos
Grasa total:	*7* gramos
Proteína:	*7* gramos

218

Sodio: **222** mg

Patatas Dulces y Col Rizada de África

Tiempo de preparación: **15** minutos

Tiempo de cocción: **55** minutos

Para **6** personas

Ingredientes:

- 3-4 batatas pequeñas

- 1/4 taza de piñones

- 1 taza de arroz silvestre

- 1 manojo de col rizada

- Chile en polvo

- Comino

- Mostaza molida

- Sal y pimienta negra, al gusto

Instrucciones:

1. Rebana las batatas en cubos y ponlas en una fuente para hornear forrada de papel pergamino. Mezcle y cubra ligeramente con aceite de oliva. Extienda los cubos de batata en forma pareja en la fuente para hornear.

2. Hornee en un horno precalentado a 400F durante aproximadamente 30 a 40 minutos o hasta que el tenedor esté blando.

3. Mientras tanto, cocine el arroz silvestre de acuerdo con las instrucciones del paquete.

4. Cuando los cubos de batata y el arroz estén cocidos, tueste los piñones en una sartén a fuego medio o caliente durante aproximadamente 5 a 10 minutos.

5. Pica la col rizada en trozos gruesos.

6. Coloque el arroz, los cubos de batata, la col rizada y los piñones en un tazón grande. Mezcle para

incorporar y luego sazone con las especias al gusto.

7.   Servir mientras está caliente. ¡Disfrute!

Calorías: **234** kcal

Carbohidratos totales: **45** gramos

Azúcar: **5.5** gramos

Grasa total: **4.2** gramos

Proteína: **6.7** gramos

Sodio: **42** mg

Un Plato Nutritivo de Pasta

Tiempo de preparación: **5** minutos

Tiempo de cocción: **25** minutos

Para **3** personas

Ingredientes:

Para los garbanzos tostados:

- 1 lata de garbanzos

- 1 cucharada de aceite de oliva extra virgen

- 1/2 cucharadita de ajo en polvo

- Sal y pimienta negra, al gusto

Para los fideos vegetales:

- 2 calabacines

- 2 cucharadas de su pesto favorite

- 1 cucharadita de ajo picado

- 1 cucharadas de aceite de oliva extra virgen

- 1 cucharada de agua

- 1 batata de tamaño medio, O 1/2 camote de gran tamaño

Instrucciones:

1. Precalentar el horno a 425F.

2. Escurra y enjuague los garbanzos y, si lo desea, quite las pieles. Pon los garbanzos enjuagados en un tazón. Agregue los condimentos y el aceite de oliva. Mezcle para cubrir uniformemente. Extienda los garbanzos en una bandeja para hornear y tueste en el horno precalentado durante 25 minutos, volteando los guisantes hasta la mitad del tiempo de cocción.

3. Mientras los garbanzos se tuestan, espiralice el calabacín y la papa en fideos usando la cuchilla en C de un espiralizador. Si no tiene un espiralizador, use un pelador de verduras para pelar a los lados del calabacín y la papa, haciendo piezas parecidas

a fettuccine. También puede usar un cuchillo para tallar tiras en el calabacín hasta llegar al centro y luego cortar el calabacín en piezas largas y delgadas. Pon los fideos de calabacín en tazones separados.

4. Cuando solo queden 10 minutos del tiempo de tueste de garbanzo, coloque una sartén sobre la estufa y caliéntela a fuego medio o caliente. Cuando la sartén esté caliente, agregue el aceite de oliva, el ajo, el agua y los fideos de camote. Cubra la sartén y cocine durante unos 5 minutos, revolviendo los fideos unas cuantas veces.

5. Agregue los fideos de calabacín, mezcle para combinar y cocine por 3 minutos. Retire la sartén del fuego. Agregue el pesto hasta que esté bien cubierto.

6. Divida los fideos vegetales entre 3 tazones. Divida los garbanzos tostados entre los tazones,

cubriéndolos con los fideos vegetales.

Calorías:	**367** kcal
Carbohidratos totales:	**47** gramos
Azúcar:	**10** gramos
Grasa total:	**17** gramos
Proteína:	**10** gramos
Sodio:	**435** gramos

El Mejor Sushi con Arroz

Tiempo de preparación: **30** minutos

Tiempo de cocción: **25** minutos

Para **3-4** personas

Ingredientes:

Para el sushi:

*   1 taza de brotes de alfalfa

*   1 taza de zanahorias en rodajas finas

*   1 taza de rodajas finas de pepino

*   1 pimiento rojo, tostado o fresco, en rodajas,

*   4 hojas de nori (algas secas)

Para el arroz:

*   1 2/3 tazas de agua

*   1 taza de grano corto de arroz integral, lavado

*   1/2 cucharadita de sal marina

*   2 cucharadas de azúcar de caña, orgánica

*   3 cucharadas de vinagre de vino de arroz

Para servir (opcional):

- Jengibre en escabeche

- Semillas de sésamo

- Tamari, o salsa de soja

- Wasabi

Instrucciones:

1. Vierta el agua en una cacerola mediana y hierva. Cuando el agua esté hirviendo, agregue el arroz integral, revuelva para distribuir y reduzca la llama a fuego lento. Cubra la cacerola y cocine a fuego lento durante aproximadamente 18 a 25 minutos, o hasta que el arroz absorba completamente el agua y licúe. Drene el exceso de agua según sea necesario.

2. Mientras se cocina el arroz, ponga la sal, el azúcar y el vinagre en una cacerola pequeña. Calentar a fuego medio, de vez en cuando revolviendo hasta que la sal y el azúcar se disuelvan. Poner en un

plato o jarra y refrigerar para enfriar hasta que el arroz esté cocido.

3. Cuando el arroz integral esté cocido, apague el fuego. Agregue el vinagre refrigerado y con un tenedor o espátula de goma, revuelva para incorporar, asegurándose de no mezclar en exceso. La mezcla estará mojada al principio, pero la mezcla se secará a medida que se libere el calor mientras se está revolviendo. Una vez que la mezcla esté completamente seca y pegajosa, estará lista.

4. Mientras el arroz termina de cocinar, prepare los vegetales cortándolos en trozos muy finos. No podrá enrollar el sushi si sus verduras son demasiado voluminosas.

5. Ponga una hoja de nori en una estera de sushi. Sumerja sus manos en agua. Coloca una capa muy delgada de arroz en la hoja de nori, asegurándote

de que la capa no sea demasiado gruesa o no puedas enrollar el sushi. Deja alrededor de 1/2 pulgada en la parte superior del nori sin arroz.

6. En la parte inferior 3/4 de la capa de arroz, acomode las verduras o su capa preferida de manera longitudinal sobre el arroz.

7. Mirando hacia un lado con el relleno y usando las puntas de los dedos, enrolle el nori con arroz. Una vez que el relleno esté cubierto con nori y arroz, sostenga la alfombra y gírela sobre el molde para comprimirla. Continúa rodando y hasta que el sushi esté completamente enrollado. Repita hasta que se usen todo el arroz y los rellenos, haciendo de 5 a 6 panecillos. Corta cada rollo en 6 piezas iguales.

8. Sirva inmediatamente con wasabi, jengibre encurtido, tamari y jengibre en escabeche.

9. Este plato es mejor cuando está recién hecho, pero

puedes guardar las sobras en un recipiente con una tapa y mantenerlo refrigerado por hasta 2 días.

Calorías: **438** kcal

Carbohidratos totales: **60.3** gramos

Azúcar: **8.4** gramos

Grasa total: **1.9** gramos

Proteína: **7.5** gramos

Sodio: **353** mg

Capítulo 7: Aperitivos Dulces

Cuando necesite algo para despertarlo a la mitad del día, estos deliciosos refrigerios a base de vegetales seguramente lo energizarán.

Burrito Bites

Tiempo de preparación: **15** minutos

Tiempo de cocción: **5** minutos

Para **6** personas

Ingredientes:

- 1 1/2 tazas de frijoles negros cocidos o enlatados

- 1 aguacate en rodajas

- 1 a 1 1/2 taza de salsa enchilada

- 1 a 1 1/2 tazas de arroz integral cocido

- 6 tortillas de harina para burritos

- 6 puñados de hojas verdes

Instrucciones:

1. Coloque el arroz, los frijoles negros y la salsa para enchiladas en una sartén antiadherente. Revuelva para combinar y calentar a fuego muy lento. Verifique la sal y agregue más según sea necesario.

2. Mientras que la mezcla de arroz se está calentando, calentar las tortillas.

3. Cuando las tortillas y la mezcla de arroz se hayan calentado, ponga 1-2 cucharadas de la mezcla de arroz en cada tortilla. Cubra con aguacate y los vegetales.

4. Para doblar los burritos, primero doble los dos lados hacia el centro y luego comience desde abajo, arránquelos, rodando hasta que estén completamente enrollados.

5. Envuelva cada uno con papel de aluminio o pergamino si los lleva con usted.

Notas: También puede agregar queso vegano, tomate,

queso crema vegano y cilantro al relleno.

Calorías:	**476** kcal
Carbohidratos totales:	**84** gramos
Azúcar:	**4.3** gramos
Grasa total:	**9.1** gramos
Proteína:	**18.2** gramos
Sodio:	**51** mg

Humus Saludables

Tiempo de preparación: **15** minutos

Tiempo de cocción: **0** minutos

Para **4** personas

Ingredientes:

- 2 latas (15 onzas) de frijoles de garbanzo

- 1/2 cucharadita de pimiento

- 1/2 cucharadita de pimiento

- 1/2 taza de jugo de limón

- 2 dientes de ajo aplastados

- 2 cucharadas de perejil fresco picado

- 4 cucharaditas de aceite de oliva

- Sal al gusto

Instrucciones:

1. Escurra los frijoles, reservando 1/2 taza del líquido de la lata y separando 1/4 taza de los garbanzos.

2. Coloque el resto de los garbanzos en un procesador

de alimentos o licuadora. Agregue el jugo de limón y procese o mezcle hasta que la mezcla esté hecha puré.

3. Agregue la sal, el comino, la páprika, el perejil, el ajo y el aceite de oliva, y procese o mezcle nuevamente, agregando el líquido de frijol reservado lentamente hasta obtener la consistencia deseada. Transfiera la mezcla hecha puré en un tazón y agregue los frijoles reservados.

4. Refrigere por 2 horas. Sirva con algunos frijoles enteros, perejil, verduras, pan y papas fritas o pan de pita, o lo que sea que desee.

Calorías: **826** kcal

Carbohidratos totales: **130,5** gramos

Azúcar: **23.5** gramos

Grasa total: **17.9** gramos

Proteína: **41.5** gramos

Sodio: **98** mg

Quesadilla con Frutas

Tiempo de preparación: *10* minutos

Tiempo de cocción: *4* minutos

Porciones: *2-4*

Ingredientes:

- 1 plátano en rodajas delgadas

- 1 cucharada de jarabe de arce

- 1/2 taza de manzana en rodajas finas

- 10-12 uvas

- 2 cucharadas de crema de coco

- 2 tortillas de harina de trigo integral

- 4 cucharadas de mantequilla de maní

Instrucciones:

1. Extienda la mantequilla de maní en 1 tortilla. Coloque las rodajas de plátano, las uvas y las rodajas de manzana sobre la capa de mantequilla de maní.

2. Combine la crema de coco y el jarabe de arce. Rocíe la mezcla sobre las capas de fruta y mantequilla de maní.

3. Caliente una sartén a fuego medio-alto y engrase con aceite en aerosol. Agregue la quesadilla y cocine cada lado durante unos 2 minutos o hasta que esté dorado, volteando cuidadosamente la quesadilla.

4. Cubra con la otra tortilla. Presione firmemente y luego corte la quesadilla en cuartos.

Calorías:	**239** kcal
Carbohidratos totales:	**31.5** gramos
Azúcar:	**13.7** gramos
Grasa total:	**11.3** gramos
Proteína:	**6.6** gramos
Sodio:	**266** mg

Veggie Poppers para Adorar

Tiempo de preparación: **10** minutos

Tiempo de cocción: **20** minutos

Para **6** personas

Ingredientes:

- 1 lata (4 onzas) de chiles verdes, opcional

- 1 cucharadita de comino

- 1/2 taza de chips de tortilla tostados triturados o escamas de pimiento rojo, para adornar, opcional

- 1/2 cebolla amarilla o blanca, cortada en cubitos

- 10 jalapeños, cortados a la mitad, sin semillas, tallos eliminados

- 2 dientes de ajo picados

- 2 cucharadas de levadura nutricional

- 3/4 taza de castañas de cajú crudas, remojadas en agua durante 4-6 horas o durante la noche, escurridas

- 3/4 taza de caldo de verduras

- Aceite de oliva

Instrucciones:

1. Precalentar el horno a 400F.

2. Cortar los jalapeños en mitades longitudinales, corte la parte superior fuera y luego pulverizar o un cepillo con un poco de aceite de oliva. Con la cara de corte enfrentó, disponerlos en una fila.

3. Si el uso de chips de tortilla trituradas, rociar aceite de oliva, y luego hornear durante unos 7 a 10 minutos o hasta que estén dorados.

4. Engrasar una olla pequeña con aceite de oliva y calentar a fuego medio. Agregue el ajo y la cebolla, saltee por unos 5 minutos o hasta que esté fragante y solo suavizado. Dejar de lado.

5. Coloque los anacardos, los chiles verdes, el caldo de verduras, el comino, la levadura nutricional, la cebolla y el ajo en una licuadora y mezcle hasta que quede suave y cremoso.

6. Coloque la mezcla de anacardo en las mitades de jalapeño, llenándolos generosamente. Reservar restos de relleno como un baño o para los nachos.

7. Llene el relleno con los chips de tortilla tostados y triturados si los usa. Hornee en el horno por unos 15 minutos o hasta que el color del relleno se haya profundizado y los jalapeños estén suaves.

8. Transfiera la bandeja en el estante superior. Ase a la parrilla durante 1-2 minutos para intensificar el sabor y el color.

9. Servir de inmediato, espolvorear con pimienta roja si se desea.

10. Notas: Guarde los restos en contenedores cubiertos y manténgalos refrigerados por un par

de días. Cuando esté listo para servir, vuelva a calentar en un horno precalentado a 350F o en el microondas hasta que se caliente.

Calorías:	**68** kcal
Carbohidratos totales:	**8** gramos
Azúcar:	**3** gramos
Grasa total:	**3.7** gramos
Proteína:	**2.2** gramos
Sodio:	**25** mg

Increíbles Espárragos para Comer de Inmediato

Tiempo de preparación: **15-20** minutos

Tiempo de cocción: **20-25** minutos

Para **4** personas

Ingredientes:

- 1 manojo de espárragos

- 1 taza de harina de almendras

- 1 cucharadita de sal rosa del Himalaya

- 1 cucharadita de jarabe de arce

- 1 cucharadita de pimiento ahumado

- 1/2 de cucharadita de pimienta negra molida

- 2 cucharadas de levadura nutricional, opcional

- Un chorrito de aceite de cocina a su preferencia

Instrucciones:

1. Precalentar el horno a 400F.

2. Lave los espárragos limpios y corte en mitades. Poner en un recipiente hondo Espolvorear con jarabe de arce, pimentón, pimienta, sal y, si se usa, con aceite. Mezcle y mezcle para cubrir uniformemente.

3. Coloque la harina de almendras y, si usa, la levadura nutricional en un plato aparte y mezcle para combinar. Trabajando con 1 pedazo a la vez, ponga los espárragos en la harina de almendras y cúbralos con la mezcla de harina de almendras.

4. Coloque los pedazos de espárragos cubiertos en una bandeja para hornear forrada de papel pergamino. Hornee en el horno precalentado a unos 20 a 25 minutos o hasta que estén dorados.

5. Servir con su salsa favorita.

Calorías:	**182** kcal
Carbohidratos totales:	**12.8** gramos
Azúcar:	**3.9** gramos
Grasa total:	**12.4** gramos
Proteína:	**9.6** gramos
Sodio:	**766** mg

Una rápida Delicia de Manzana

Tiempo de preparación: **5** minutos

Tiempo de cocción: **0** minutos

Porciones: **2**

Ingredientes:

- 1 manzana Granny Smith, sin corazón

- 1 cucharada de jarabe de arce

- 1/4 taza de mantequilla de maní para untar

- 2 cucharadas de arándanos

Instrucciones:

1. Coloque la mantequilla de maní y el jarabe de arce en un tazón pequeño. Revuelva para combinar y reservar.

2. Cortar 1/2 pulgada desde la parte inferior y la parte superior de las manzanas; descartar las partes cortadas.

3. Rebana cada manzana en cuatro piezas redondas.

Unte la mantequilla en 2 rebanadas de manzana, espolvoree con los arándanos y luego cubra con las rebanadas de manzana restantes. ¡Disfrute!

Calorías:	**260** kcal
Carbohidratos totales:	**28** gramos
Azúcar:	**21** gramos
Grasa total:	**17** gramos
Proteína:	**7** gramos
Sodio:	**125** mg

Rollos Crujientes para los Descansos

Tiempo de preparación: **15** minutos

Tiempo de cocción: **45** minutos

Porciones: **20** Rollos

Ingredientes:

- cebolla 1 de tamaño mediano

- 1/2 de cucharadita de polvo de chile rojo

- 1/4 taza de cilantro

- 1/4 cucharadita de Garam Masala

- 1/4 cucharadita de ajo en polvo

- 2 tazas de repollo rallado

- 2 zanahorias de tamaño mediano

- 2 cucharadas de salsa de tomate

- 2 cucharaditas de aceite

- 20 hojas de rollitos de primavera

- 2-3 cucharadas de salsa de soja

- 3 cucharadas de aceite

- Sal al gusto

Instrucciones:

1. Calentar una sartén a fuego medio o alto. Añadir el aceite y cuando el aceite esté caliente, añadir la cebolla y saltear hasta que esté transparente. Añadir el ajo en polvo y sautmi.

2. Añadir la col y las zanahorias, y cocine por 2 a 3 minutos o hasta que esté medio cocido. Añadir el garam masala y polvo de chile rojo, y sautmi durante 3 a 4 minutos.

3. Añadir la salsa de tomate, sal, salsa de soja, y saltear durante 2 minutos. Tomar la sartén del fuego. Espolvorear con un par de cilantro y dejar enfriar. Evite el exceso de verduras.

4. Tome una hoja de rollo de primavera. Si no están húmedas, espolvorear con un poco de agua. Llenar el rollo con verduras y enrollar, sellándolo con pasta de almidón de maíz o agua. Repetir con los

rollos restantes.

5.   Precalentar el horno a 375F.

6.   Poner todos los rollos en una bandeja de hornear
        engrasada. Cepille ligeramente los rollos con
        aceite.

7.   Cocer en el horno precalentado durante unos 20 a
        25 minutos o hasta que esté dorado y crujiente.

Calorías:	**151** kcal
Carbohidratos totales:	**14.1** gramos
Azúcar:	**2.8** gramos
Grasa total:	**9.5** gramos
Proteína:	**2.9** gramos
Sodio:	**278** mg

Galletas creativas

Tiempo de preparación: **10** minutos

Tiempo de cocción: **8-15** minutos

Porciones: **24** Galletas

Ingredientes:

* 3 plátanos muy maduros (alrededor de 1 1/2 tazas de puré o puré hasta que estén suaves)

* 1/2 taza de cacao en polvo

* 1/2 taza de mantequilla de maní sin azúcar cremosa natural, o mantequilla de almendra

* Un pequeño puñado de sal marina gruesa, para adornar

Instrucciones:

1. Precalentar el horno a 350F.

2. Coloque los plátanos, el cacao en polvo y la

mantequilla de maní en un tazón grande para mezclar y combine con un tenedor hasta que la mezcla esté uniforme y lisa. Alternativamente, puede procesar en un procesador de alimentos durante aproximadamente 30 a 60 segundos.

3. Al amontonar cucharadas, coloca la masa en una bandeja para hornear forrada o engrasada, dejando la masa a una pulgada de distancia.

4. Espolvoree las tapas de las galletas con una pizca de sal. Hornee en el horno precalentado durante aproximadamente 8 a 15 minutos o hasta que las galletas pierdan su brillo.

5. Cuando las galletas estén cocidas, déjelas enfriar en la bandeja para hornear galletas durante aproximadamente 3 a 5 minutos. Transfiera a una rejilla de alambre y deje enfriar por completo.

Notas: Si la masa es demasiado fina, puede agregar más cacao en polvo para absorber la humedad y / o hornear por más tiempo. Si su mantequilla de maní es demasiado dura, puede ponerla en el microondas de 15 a 20 segundos hasta que esté suave y sea más fácil trabajar con ella. Asegúrese de mezclar bien la mantequilla de maní en la mezcla. Si no desea adornar las galletas con sal, agregue 1 pizca de sal al rebozado.

Calorías:	*42* kcal
Carbohidratos totales:	*4.1* gramos
Azúcar:	*1.5* gramos
Grasa total:	*2.9* gramos
Proteína:	*1.4* gramos
Sodio:	*0* mg

Gran Guacamole

Tiempo de preparación: *10* minutos

Tiempo de cocción: *0* minutos

Porciones: *6-8*

Ingredientes:

- 3 aguacates maduros medianos

- 1-2 pizca de sal gruesa

- 1/4 taza de cebolla roja, finamente picada

- 1/4 taza de hojas de cilantro picadas

- 1/2 pimiento jalapeño, picado, menos o más al gusto

- El jugo de 1 limón

Instrucciones:

1. Corta el aguacate en mitades y retire la semilla.

2. Con una cuchara, coloca la carne de aguacate en

un recipiente para mezclar.

3.   Añadir la sal, el cilantro, el jalapeño y cebolla, y mezclar para combinar.

4.   Agregue el jugo de limón y revuelva suavemente para que no aplaste los ingredientes agresivamente.

Calorías:	**150** kcal
Carbohidratos totales:	**10** gramos
Azúcar:	**1** gramos
Grasa total:	**13** gramos
Proteína:	**2** gramos
Sodio:	**5** mg

Banana Mash Brillante

Tiempo de preparación: *5* minutos

Tiempo de cocción: *30* minutos

Para *1* persona

Ingredientes:

*   1 plátano bien maduro en puré

*   1/2 de cucharadita de extracto puro de vainilla

*   1/4 de taza de leche de almendras, o de su leche preferida

*   1/4 taza de quinoa seca

*   1/4 cucharadita de canela

*   2 cucharadas de nueces

Instrucciones:

1. Cocinar la quinua siguiendo las instrucciones del paquete.

2. Cuando la quinua esté cocida, reduzca el fuego a bajo. Agregue el puré de plátano, la leche, la canela y la vainilla. Si lo desea, mezcle las nueces en la mezcla de quinua o sírvalas en la mezcla.

3. Servir mientras está caliente. ¡Disfrute!

Notas: Agregue más leche según sea necesario para lograr la textura deseada.

Calorías:	*503* kcal
Carbohidratos totales:	*59.8* gramos
Azúcar:	*16.9* gramos
Grasa total:	*26.5* gramos
Proteína:	*12.4* gramos
Sodio:	*13* mg

Capítulo 8: Postres Divinos

Siempre hay espacio para estas golosinas dulces. Estas plantas estimularán sus papilas gustativas, pero también son buenas para su salud.

Pastel de Zanahoria para Llevar

Tiempo de preparación: *1* hora

Tiempo de cocción: *0* minutos

Porciones: *8-10*

Ingredientes:

Para el glaseado de anacardo:

- 1/3 taza de jarabe de arce puro

- 1-2 cucharadas de jugo de limón fresco exprimido

- 2 tazas de anacardos, remojados en agua durante un par de horas o toda la noche

- 2 cucharadas de aceite de coco líquido

- Agua, según sea necesario

Para el bizcocho:

- 1 1/2 tazas de harina de avena, O harina de trigo sarraceno

- 1 taza de dátiles, sin hueso

- 1 taza de piña seca

- 1/2 taza sin azúcar de coco seca

- 1/2 cucharadita de canela molida

- 2 zanahorias grandes, peladas

Instrucciones:

Para el glaseado de anacardo:

1. Ponga todos los ingredientes en una licuadora de alta potencia y mezcle hasta que las mezclas se suavicen, agregando la menor cantidad de agua posible. Pruebe y agregue más jarabe de arce según lo desee. Transfiera a un tazón. Dejar de

lado.

Para el bizcocho:

1. Cortar las zanahorias en trozos de tamaño pequeño.

2. Poner los trozos de zanahoria en un procesador de alimentos. Añadir el resto de los ingredientes y procesar hasta que los ingredientes en trozos muy pequeños se mezclen.

Para armar:

1. Presione 1/2 de la mezcla de tortas en la parte inferior de un molde de resorte ajustable de 6 pulgadas, extendiéndose en una capa uniforme. Extienda aproximadamente 1/3 del glaseado sobre la mezcla para pastel. Presione la restante mezcla de 1/2 torta en la parte superior de la capa de glaseado.

2. En este punto, puede refrigerar la torta durante la noche antes de glasear o congelar de inmediato.

3. Sacar la tarta de la sartén y cubrir con el resto de la cobertura, y adorne la torta con lo que usted desee.

Calorías:	**438** kcal
Carbohidratos totales:	**53.7** gramos
Azúcar:	**25.5** gramos
Grasa total:	**23.5** gramos
Proteína:	**8.9** gramos
Sodio:	**21** mg

Magdalenas de Fresa Fresca

Tiempo de preparación: **15** minutos

Tiempo de cocción: **45** minutos

Porciones: **12-16** magdalenas o **2** piezas tortas 9 pulgadas

Ingredientes:

- 8 onzas de fresas, frescas o congeladas, trituradas o en puré

- 3 / 4-1 tazas de azúcar

- 1/2 taza de aceite de canola

- 1 cucharadita de extracto de vainilla

- 1 cucharadita de bicarbonato de sodio

- 1 cucharada de vinagre blanco destilado

- 1 3/4 tazas de harina sin blanquear para todo uso

Instrucciones:

1. Precalentar el horno a 350 ° F durante 15 minutos.

2. Alinee o engrase las tazas de molinillo 12-16 o engrase un molde para pan de 9 pulgadas. Dejar de lado.

3. Ponga la harina, el azúcar y el bicarbonato de sodio en un recipiente de tamaño grande y mezcle hasta que se combinen.

4. En un recipiente diferente, poner la vainilla, vinagre y aceite, y revuelva para mezclar. Añadir la fresa y revuelva para incorporar.

5. Crea un pozo en el centro de la mezcla de harina. Agregue la mezcla de vainilla en el pozo y mezcle hasta que esté mezclado. NO REVUELVA DEMASIADO.

6. Verter la mezcla en los moldes de muffins de estaño preparados o el molde para pan.

7. Hornee en el horno precalentado durante unos 22-30 minutos para muffins y 40 minutos-1 hora para un pan o hasta que un palillo salga limpio

cuando se inserta en el centro de los muffins o el pan.

8. Cuando esté cocido, sáquelo del horno y colóquelo en una rejilla de alambre y déjelo enfriar.

9. Cuando esté completamente frío, glasee las magdalenas y luego cubra cada uno con 1 fresa entera.

Calorías:	**160** kcal
Carbohidratos totales:	**21** gramos
Azúcar:	**15** gramos
Grasa total:	**8** gramos
Proteína:	**<1** gramos
Sodio:	**90** mg

Un Pan de Jengibre que Debes Tener

Tiempo de preparación: **25** minutos

Tiempo de cocción: **35** minutos

Porciones: **12**

Ingredientes:

- 1 taza de puré de manzana sin endulzar

- 1 cucharadita de polvo de hornear

- 1 cucharadita de bicarbonato de sodio

- 1 cucharadita de canela en polvo

- 1/2 taza de melaza no sulfurada

- 1/3 taza de aceite de coco

- 1/3 taza de fécula de papa, NO HARINA

- 1/4 cucharadita de clavo molido

- 1/4 cucharadita de sal

- 2 cucharadas de semillas de lino molidas

- 2 cucharaditas de jengibre molido

- 2/3 taza de azúcar de palma de coco

- 5/6 taza de harina de mijo

- 5/6 taza de harina de teff

- 6 cucharadas de agua tibia

Instrucciones:

1. Precalentar el horno a 350F. Engrase un molde cuadrado de 8 pulgadas o colóquelo con papel pergamino.

2. Ponga las semillas de lino molidas en un tazón pequeño. Agregue el agua y revuelva hasta que la mezcla esté cremosa y espesa. Deje de lado y deje reposar durante al menos 10 minutos.

3. Excepto por el azúcar de coco, tamice todos los ingredientes secos en un tazón grande para mezclar.

4. En otro recipiente para mezclar, coloque la mezcla de lino, puré de manzana, aceite de coco, melaza y azúcar de palma de coco, y mezcle bien. Agregue la mezcla húmeda al tazón con los ingredientes secos.

Revuelva hasta mezclar.

5. Vierta la mezcla en la sartén y hornee por unos 35 minutos o hasta que se seque y un palillo insertado en el centro salga limpio.

6. Deje que el pan de jengibre se enfríe en la sartén sobre una rejilla de alambre.

7. Cuando el pan esté lo suficientemente frío como para manipularlo, voltee la sartén y retire el pan de la sartén.

8. Es mejor comerlo el mismo día de preparado, pero puede refrigerar cualquier sobrante.

Calorías: **210** kcal

Carbohidratos totales: **35** gramos

Azúcar: **18** gramos

Grasa total: **9** gramos

Proteína: **3** gramos

Sodio: **210** mg

Cuadrados de Frutas Fabulosas

Tiempo de preparación: **15** minutos

Tiempo de cocción: **40** minutos

Porciones: **16** barras

Ingredientes:

Para el relleno y la corteza:

- 1 1/2 tazas de copos de avena

- 1 cucharada de ralladura de limón

- 1/2 taza de azúcar pura, o azúcar moreno

- 2/3 taza de aceite de coco a temperatura ambiente

- 1/4 cucharadita de polvo de hornear

- 1/4 cucharadita de sal

- 3/4 taza de harina de marfil integral, O harina para todo uso

Para el relleno:

- 1/2 cucharadita de extracto de vainilla

- 2 1/2 tazas de arándanos frescos, NO CONGELADOS

- 7 cucharadas mermelada de frambuesa, O su mermelada de bayas favorita

- Una pizca de sal

Instrucciones:

1. Precalentar el horno a 375F.

2. Forre un molde para hornear cuadrado de 8 pulgadas con papel pergamino.

3. Ponga la avena, la sal, el polvo de hornear, la ralladura de limón, el azúcar y la harina en un lazo de gran tamaño, y mezcle para combinar bien.

4. Agregue el aceite de coco. Con las manos limpias, mezcle hasta que la mezcla sea una masa. Debe permanecer unido y no muy desmenuzable.

5. Presione suavemente menos de 2/3 de la masa en

el fondo de la bandeja para hornear preparada.

6. Hornee en el horno precalentado durante aproximadamente 10 a 13 minutos o hasta que los bordes comiencen a dorarse.

7. Mientras la masa se está horneando, prepare el relleno. Coloque la sal, el extracto de vainilla, el atasco y las bayas en un tazón mediano y mezcle para combinar.

8. Coloque la cuchara en la masa recién horneada y espolvoree la mezcla de avena restante sobre el relleno.

9. Hornee de 22 a 27 minutos más o hasta que el relleno esté burbujeante y la parte superior ligeramente dorada.

10. Retire del horno y deje enfriar por completo. Transfiera al refrigerador y deje enfriar durante al menos 2 horas. Rebana en 16 barras. ¡Disfrute!

11. Refrigere las sobras por hasta 4 días o congele para

un almacenamiento más prolongado.

Notas: Si el aceite de coco está derretido o líquido a temperatura ambiente, mezcle los ingredientes de la cobertura y corteza. Refrigere durante aproximadamente 10 a 20 minutos o hasta que la mezcla esté lo suficientemente fritura como para presionar en el fondo de la sartén.

Calorías:	**188** kcal
Carbohidratos totales:	**25** gramos
Azúcar:	**12.6** gramos
Grasa total:	**9.7** gramos
Proteína:	**1.8** gramos
Sodio:	**47** mg

294

Postre Helado Colorido

Tiempo de preparación: **15** minutos

Tiempo de cocción: **0** minutos

Porciones: **2**

Ingredientes:

Para la crema de anacardo:

- 1 taza de anacardos sin sal natural, remojados en agua durante 2 horas

- 1 cucharadita de extracto de vainilla natural, o más según sea necesario

- 1/2 taza de agua filtrada, o más según sea necesario

- 2 cucharadas de jarabe de arce puro, o más según sea necesario

- Una pizca de sal marina Celta

Para la mezcla de nueces y semillas:

- 1/4 taza de coco seco rallado, sin endulzar

- 1/4 taza de semillas de cáñamo sin cáscara

- 1/4 taza semillas de girasol

- 1/4 taza de semillas de calabaza cruda

- 1 taza de nueces primas

- 1 taza de almendras crudas

Para las bayas:

- 1 taza de frambuesas frescas

- 1 taza de arándanos frescos

Instrucciones:

Para la crema de anacardo:

1. Escurra los anacardos, descartando el agua de remojo. Coloque los anacardos en una licuadora de alta potencia. Agregue el resto de los ingredientes

y mezcle durante aproximadamente 30-60 segundos o hasta que estén suaves y cremosos. Pruebe y agregue más vainilla, edulcorante y agua para satisfacer su gusto.

2. Transfiera a un recipiente sellado, refrigere y enfríe por un par de horas para espesar.

Para la mezcla de nueces y semillas:

1. Ponga todos los ingredientes en un procesador de alimentos y pulse un par de veces hasta que las nueces estén picadas y gruesas.

Para armar:

1. Prepare 2 vasos cortos y anchos. Pon 1/2 taza de arándanos en cada vaso. Coloca 1/4 de taza de la mezcla de semilla de nuez, 1/2 de la crema de anacardo, 1/4 de taza de la mezcla de semilla de nuez en cada vaso y luego termina con 1/2 taza de

frambuesas por cada vaso.

2.   Servir de inmediato.

Calorías:	**1359** kcal
Carbohidratos totales:	**76** gramos
Azúcar:	**29.2** gramos
Grasa total:	**108.2** gramos
Proteína:	**43.3** gramos
Sodio:	**101** mg

Pudín Precioso

Tiempo de preparación: **5** minutos

Tiempo de cocción: **0** minutos

Porciones: **2**

Ingredientes:

- 1 aguacate

- 1 plátano

- 1 cucharadita de extracto de vainilla, opcional

- 1/2 taza de jarabe de arce

- 1/2 taza de cacao en polvo sin azúcar

- 1/4 taza de leche de arroz

Para la cobertura:

- Sirope de caramelo

- Crema batida de coco

Instrucciones:

1. Ponga todos los ingredientes en una licuadora o procesador de alimentos y mezcle o procese hasta que la mezcla esté suave.

2. Divida el pudin entre 2 vasos para servir.

3. Enfríe durante al menos 2 horas o hasta la noche o sirva de inmediato.

4. Cubra con crema batida de coco y rocíe con sirope de caramelo.

Calorías: **662** kcal

Carbohidratos totales: **106.2** gramos

Azúcar: **70.2** gramos

Grasa total: **30.3** gramos

Proteína: **7.5** gramos

Sodio: **44** mg

Helado de Chocolate Apetitoso

Tiempo de preparación: *5* minutos

Tiempo de cocción: *0* minutos

Porciones: *2-3*

Ingredientes:

- 1 taza de dátiles, sin hueso, remojados en agua o el agua de coco de la lata de leche de coco hasta que estén muy suave

- 1 taza de piezas de banana congelada

- 1 taza de crema de coco refrigerada, a partir de 1 lata de leche de coco normal

- 1/4 cucharadita de sal marina

- 1 / 4-1 / 2 cucharadita de polvo de haba de vainilla, O semillas de frijol 1 vainilla O 1/2 de cucharadita de extracto de vainilla, opcional

- 3 cucharadas de cacao en polvo

Instrucciones:

1. Ponga todos los ingredientes en una licuadora de alta potencia y mezcla hasta que esté muy suave.

2. Transferir la mezcla en un recipiente y congelar durante aproximadamente 2-3 horas para una textura de gelato, o 4 a 5 horas para una textura más firme.

3. Notas: Refrigere la leche de coco durante la noche o un par de días. La crema de coco se elevará a la parte superior y será fácil de sacar.

Calorías:	**615** kcal
Carbohidratos totales:	**95.1** gramos
Azúcar:	**69.8** gramos
Grasa total:	**30.3** gramos
Proteína:	**7,2 g**
Sodio:	**256** mg

Dátiles para Salir

Tiempo de preparación: *1* hora, *25* minutos

Tiempo de cocción: *0* minutos

Porciones: *16* barras

Ingredientes:

Para la corteza:

*   10 dátiles Medjool, sin hueso, más o menos picados

*   1/4 de taza de aceite de coco, derretido

*   1/2 cucharadita de sal kosher

*   1 1/2 tazas de almendras crudas enteras

*   1 1/2 tazas de avena normal

Para el relleno:

*   1/2 taza de agua

*   25 dátiles Medjool, sin hueso, más o menos picados, alrededor de 2 1/2 tazas

Instrucciones:

1. Forre un molde cuadrado de 8 pulgadas con 2

pedazos de papel de pergamino, colocándolos en direcciones opuestas.

2. Ponga la avena, la sal y la almendra en un procesador de alimentos y procese hasta que se forme una migaja fina.

3. Añada los dátiles y procese hasta que se derrumben.

4. Agregue el aceite de coco y procese hasta que la mezcla esté pegajosa, agregando un poco más de aceite según sea necesario para lograr la consistencia adecuada.

5. Transfiera a un recipiente, separando 3/4 taza de la mezcla. Presione el resto de la mezcla de avena en una capa firme y muy firme en la sartén.

6. Coloque los dátiles y el agua en el procesador de alimentos y procese hasta que la textura esté pastosa, deteniéndose y raspando los lados según sea necesario. Agregue un poco más de agua según

sea necesario para lograr la consistencia correcta.

7. Coloque la mezcla de los dátiles en la corteza y extienda suavemente con la parte posterior de una espátula húmeda en una capa uniforme.

8. Espolvoree la mezcla reservada de 3/4 de taza de avena encima del relleno de la fecha, presionando suavemente con los dedos.

9. Refrigere por lo menos 1 hora, preferiblemente durante la noche, hasta que cuaje y se ponga firme.

10. Cortar en cuadrados y servir. Guarde las sobras en el refrigerador o el congelador.

Calorías:	*408* kcal
Carbohidratos totales:	*64.3* gramos
Azúcar:	*43.2* gramos
Grasa total:	*17* gramos
Proteína:	*7,4 g*
Sodio:	*150* mg

Hermoso Pastel de Calabaza

Tiempo de preparación: **6** horas, **10** minutos

Tiempo de cocción: **35** minutos

Porciones: **4-6**

Ingredientes:

*   1 lata (15 onzas) de puré de calabaza

*   1 cucharada de lino de tierra

*   1 cucharadita de especias para pastel de calabaza

*   1/2 cucharadita de sal

*   1/3 taza de harina

*   1/3 taza más 2 cucharadas de azúcar morena

*   2 1/2 cucharaditas de extracto de vainilla pura

*   2 cucharadas de aceite, u omitir y aumentar la leche a 1 taza

*   2 cucharaditas de polvo de hornear

*   2 cucharaditas de canela

- 3/4 tazas más 2 cucharadas de leche

Instrucciones:

1. Precalentar el horno a 400F.

2. Engrase un molde de pastel redondo de 10 pulgadas con aceite.

3. Ponga el pastel de calabaza con especias, canela, sal, polvo de hornear, harina, 1/3 taza de azúcar moreno y puré de calabaza en un tazón de tamaño grande y revuelva para combinar bien.

4. En otro tazón, combine el lino con todos los ingredientes húmedos, batiendo para combinar bien.

5. Vierta los ingredientes húmedos en los ingredientes secos, y revuelva para combinar bien.

6. Vierta la mezcla en la sartén preparada y hornee en el horno durante 35 minutos.

7.   El pastel estará pegajoso después del tiempo de cocción, lo cual está perfectamente bien. Deje que se enfríe por completo y luego refrigere al descubierto durante al menos 6 horas o hasta que esté completamente fraguado.

8.   Cortar y servir.

Calorías: **246** kcal

Carbohidratos totales: **38.7** gramos

Azúcar: **22.4** gramos

Grasa total: **8.9** gramos

Proteína: **4.5** gramos

Sodio: **329** mg

Tentadoras Tartas de Bayas

Tiempo de preparación: *10* minutos

Tiempo de cocción: *2* minutos

Porciones: *4-6*

Ingredientes:

Para la corteza:

- 1 1/2 tazas de harina de almendra

- 1 cucharada de jarabe de arce puro

- 1/4 taza aceite de coco, derretido

- 1/4 taza de cacao en polvo sin azúcar

- Una pizca de sal kosher

Para el relleno:

- 6 onzas de chocolate amargo, finamente picado

- 2 tazas de frambuesas frescas

- 1/4 taza de conservas de frambuesa 100% de fruta

- 1/2 taza de lata de grasa natural de leche de coco

Instrucciones:

1. Engrase ligeramente una bandeja agria de 9 pulgadas con un fondo removible con aceite de coco.

2. Ponga todos los ingredientes de la masa en un tazón y revuelva para mezclar bien. Presione en el molde de tarta engrasado en una capa uniforme. Dejar de lado.

3. Ponga el chocolate en un recipiente de gran tamaño.

4. Vierta la leche de coco en una cacerola pequeña y deje que hierva.

5. Vierta la leche de coco caliente sobre el chocolate picado. Deje reposar durante 1 minuto y revuelva hasta que quede cremoso y suave.

6. Agregue las conservas de frambuesa y vierta el relleno en la corteza preparada. Adorna la parte superior con las frambuesas.

7. Refrigere la tarta durante al menos 1 a 2 horas o hasta que esté completamente fría y reposada.

8. Cortar y servir.

Notas: Ponga las sobras en recipientes herméticos y guarde en la nevera.

Calorías:	**758 kcal**
Carbohidratos totales:	**62.6** gramos
Azúcar:	**39.4** gramos
Grasa total:	**54.4** gramos
Proteína:	**14.6** gramos
Sodio:	**88** mg

Capítulo 9: Plan de Comidas de 14 Días para Comenzar

No hay presión para crear un menú elegante y complicado en la dieta basada en plantas. Un plato y un plan de comidas complicados solo lo intimidarán y lo desilusionarán en su viaje hacia un estilo de vida saludable. Su éxito en la transición a este hábito de alimentación saludable es atenerse a los principios básicos y mantener las cosas simples. Existen cientos de recetas sencillas y sencillas que inspirarán y estimularán su paladar. Puedes comenzar con los que aparecen en este libro.

Entienda que la Planificación es Vital

Es importante comprender que cuando comience a reducir o eliminar los alimentos de origen animal a una dieta basada en vegetales, será difícil consumir las cantidades adecuadas de nutrientes que normalmente tomas en tu cuerpo, incluidas las proteínas de la dieta, así como amplia gama de minerales y vitaminas.

Según la Asociación Estadounidense de Dietética, se necesita una planificación cuidadosa para asegurarse de evitar las deficiencias comunes de nutrientes que puede experimentar. Un menú bien planificado es apropiado para todas las personas durante todas las etapas de su ciclo de vida, incluida la infancia, la infancia, la adolescencia, incluso para los atletas, así como para las mujeres embarazadas y lactantes.

Usted necesita asegurarse de obtener suficiente de los siguientes nutrientes:

- **Proteína** - La mayoría de las personas necesita obtener 1/3 de sus necesidades calóricas diarias de proteínas. Si está entrenando, activo o si es un atleta, debe consumir al menos 0,75-0,80 gramos de proteína por kilogramo de su peso corporal como base. La quinua, las semillas, nueces, legumbres y frijoles son excelentes fuentes de proteína dietética.

- **Vitamina B12** - Procure consumir diariamente de 3 a 5 microgramos de alimentos a base de plantas o tome un suplemento de 10 a 100 microgramos por día. Puede obtener vitamina B 12 de levadura nutricional y productos enriquecidos a base de plantas.

- **Vitamina D** – Intente con 1000-4000 UI durante los meses de invierno y días en los que no reciba ningún rayo de sol. La luz del sol es la mejor fuente de vitamina D. Puede complementar con D2, que son suplementos de vitamina D sin animales.

- **Calcio** – Procure obtener alrededor de 1000 miligramos por día. Puede obtenerlo de leche fortificada no láctea, tofu de calcio, semillas, nueces, frijoles y verduras de hoja verde.

- **Yodo** – Procure obtener alrededor de 1.000 miligramos al día. Puede obtener yodo de la sal yodada, vegetales de hoja verde, espárragos, vegetales marinos y algas.

- **Ácidos grasos Omega-3** - Consuma al menos 2 gramos diarios de ácido alfa-linolénico (ALA), un tipo de ácido graso omega-3 que se encuentra en las plantas. Si es posible, agregue ácido eicosapentaenoico (EPA) y ácido docosahexaenoico (DHA) a partir de suplementos de algas y no de aceite de pescado. Puede obtener ácidos grasos omega-3 a base de plantas de vegetales de hoja verde, nueces, cáñamo, lino y suplementos de algas.

La clave para una dieta exitosa basada en plantas, o cualquier dieta, es asegurarse de consumir una comida bien equilibrada. Y planificar con anticipación le asegura que comenzará su nuevo estilo de vida saludable en el camino correcto.

2 Semanas de Platos a Base de Plantas

Para comenzar su jornada de dieta basada en plantas, mantenga las cosas simples. Reduzca la cantidad de ingredientes para cada receta para servir a 2 personas. Este plan implica consumir la comida de hoy y luego guardar las sobras como su comida para pasado mañana. Sin embargo, también puede cocinar cada plato siguiendo la cantidad de raciones indicada y compartir el extra con amigos y familiares. Incluso puede inspirarlos a que continúen un viaje saludable junto a ustedes. Hacer dieta con un amigo siempre es mejor.

Semana 1

Día 1

Desayuno: Avena para Amar

Almuerzo: La Más Deseada Chili Bowl

Aperitivo: Humus Saludables con granos enteros, perejil, verduras, pan y patatas fritas o pan de pita, o lo que sea que desee sumergir.

Cena: Un Regalo de Tempeh

Postre: Helado de Chocolate Apetitoso

Día 2

Desayuno: Granola Energizante

Almuerzo: Pan con Carne con Base de Plantas

Aperitivo: Burrito Bites

Cena: Tallarines Vietnamitas para el Alma

Postre: Pastel de Zanahoria para Llevar

Día 3

Las sobras del Día 1

Desayuno: Avena para Amar

Almuerzo: La Más Deseada Chili Bowl

Aperitivo: Humus Saludables con granos enteros, perejil, verduras, pan y patatas fritas o pan de pita, o lo que sea que desee para sumergir las sobras.

Cena: Un Regalo de Tempeh

Postre: Helado de Chocolate Apetitoso

Día 4

Las sobras del Día 2

Desayuno: Granola Energizante

Almuerzo: Pan con Carne con Base de Plantas

Aperitivo: Burrito Bites

Cena: Tallarines Vietnamitas para el Alma

Postre: Pastel de Zanahoria para Llevar

Día 5

Desayuno: La Solución de la Crepe

Almuerzo: Papas al Curry al Estilo Tailandés

Aperitivo: Veggie Poppers para Adorar

Cena: Pizza Hecha sin Esfuerzo

Postre: Tentadoras Tartas de Bayas

Día 6

Desayuno: Las Gachas de Energía

Almuerzo: Arroz Frito con Piña Perfecto

Aperitivo: Rollos Crujientes para los Descansos

Cena: Casserole Basado en Plantas

Postre: Pudín Precioso

Día 7

Las sobras de Día 5

Desayuno: La Solución de la Crepe

Almuerzo: Sobras de las Papas al Curry al Estilo Tailandés

Bocadillo: Veggie Poppers para Adorar

Cena: Pizza Hecha sin Esfuerzo

Postre: Tentadoras Tartas de Bayas

Semana 2

Día 1

Sobras de la Semana 1 Día 6

Desayuno: El Gachas de Energía

Almuerzo: Sobras del Arroz Frito con Piña Perfecto

Bocadillo: Rollos Crujientes para los Descansos

Cena: Casserole Basado en Plantas

Postre: Pudín Precioso

Día 2

Desayuno: Comience el Día con Ensalada

Almuerzo: Un Valioso Quiche de Vegetales

Bocadillo: Banana Mash Brillante

Cena: Un Guiso Sorprendente

Postre: Dátiles para Salir

Día 3

Desayuno: Rica Pudín de Arroz

Almuerzo: Una Maravilla de Enrollado Vegetal

Bocadillo: Galletas Creativas

Cena: ¡Oh mi Bulgur Pilaf!

Postre: Postre Helado Colorido

Día 4

Las sobras del Día 2

Desayuno: Comience el día con Ensalada

Almuerzo: Un Valioso Quiche de Vegetales

Bocadillo: Banana Mash Brillante

Cena: Un Guiso Sorprendente

Postre: Dátiles para Salir

Día 5

Las sobras de Día 3

Desayuno: Rica Pudín de Arroz

Almuerzo: Una Maravilla de Enrollado Vegetal

Bocadillo: Galletas Creativas

Cena: ¡Oh mi Bulgur Pilaf!

Postre: Postre Helado Colorido

Día 6

Desayuno: Feliz al Comer Muffins

Almuerzo: Tofu Sabroso

Bocadillo: Rollos Crujientes para los Descansos

Cena: Un Nutritivo Plato de Pasta

Postre: Cuadrados de Frutas Fabulosas

Día 7

Desayuno: Un Delicioso Plato de Tortilla de Garbanzo

Almuerzo: Una Hamburguesa Triple-B

Bocadillo: Una rápida de Delicia de Manzana

Cena: Patatas Dulces y Col Rizada de África

Postre: Magdalenas de Fresa Fresca

Establecer con éxito sus objetivos de salud

La transición a una dieta basada en plantas es una de las cosas más beneficiosas que puede hacer por usted mismo, pero ¿es tan simple como parece? Al igual que muchas otras dietas, cambiar su dieta puede parecer bastante intimidante, especialmente cuando se convierte en un hábito de alimentación saludable de ser un omnívoro en toda su vida. La mayoría de nosotros crecimos donde nuestras comidas regulares incluían carne de res, cerdo, pollo, huevos, productos lácteos y otros alimentos de origen animal en cada comida. La clave del éxito es planificar su transición. Aquí hay consejos prácticos y esenciales para ayudarlo a pasar de una dieta basada en animales a una basada en vegetales.

Edúquese Usted Mismo

Su mejor oportunidad para tener éxito en cualquier dieta es educarse y aprender todo lo que necesita saber acerca de este hábito de alimentación saludable. No lo haga porque es la moda. Hágalo porque ve todos los beneficios de salud que obtendrá de comer alimentos integrales. Conozca cómo otras personas tuvieron una transición exitosa. Aprender todo lo que pueda sobre las ventajas de más frutas y verduras lo motivará y conocerá cómo otros cambiaron con éxito su dieta y le dará confianza en su transición. La clave para la transición a un nuevo plan de alimentación es estar entusiasmado al respecto.

Debe Centrarse en Desplazar, No Abandonar

Se trata de perspectiva. Si se enfoca en no comprar productos lácteos, huevos y carne cuando esté en la tienda de comestibles, se sentirás privado y derrotado. Sin embargo, si su forma de pensar tiene que ver con llenar su cocina con alimentos saludables a base de plantas, como bayas, almendras, leche de coco, lino, champiñones, tomates, plátanos, batatas, espinacas, col rizada y quinua, entonces se sentirá como si está comprando comida para un menú elegante.

Apártese de los alimentos de origen animal con legumbres, semillas, nueces, cereales integrales, verduras, frutas y leche no láctea, evite tanto como pueda la sustitución vegana de carne. Recuerde que esta dieta se enfoca en comidas ricas en alimentos integrales.

Encuentre Recetas Creativas en Base a Plantas para Inspirarse

La primera vez que oye hablar de una dieta basada en plantas, a menudo pensará en brócoli y ensalada al vapor. Sin embargo, cuando busque recetas basadas en plantas, encontrará muchas comidas simples y sencillas, pero muy creativas e increíblemente sabrosas a base de plantas. Las 50 recetas fabulosas de este libro lo motivarán e inspirarán con entusiasmo mientras cambia a un estilo de vida saludable.

Debe Centrarse en lo Básico

Comer una comida rica en alimentos integrales no tiene por qué ser complicado y difícil. Comience con recetas básicas, simples y fáciles para su primer lote de comidas. Por ejemplo, puede comenzar su día con Avena para Amar, un platillo simple con semillas de Chia, leche de almendras, arándanos y néctar de agave para endulzar. Para el almuerzo, las recetas que puede refrigerar y tomar para llevar como "La Chili Bowl Más Deseada", ensaladas y sopas son excelentes opciones. Las verduras y frutas en rodajas con nueces y almendras crudas son excelentes refrigerios. Su cena puede ser "Un Convite de Tempeh", un platillo simple con microgreens y aguacate saludable. Después de su comida, puede deleitarse con Helado de Chocolate que hace agua la boca.

Recuerde, no tiene que ser elegante. Los ingredientes básicos pueden ser tan sabrosos. En caso de duda, siempre puede preparar un delicioso batido. Pueden llenar los vacíos y mantener las cosas interesantes y creativas, por no mencionar deliciosas.

Tome un Paso a la Vez

No tiene que abrumarse, crear un plan de comidas sofisticado o preparar platos complicados cuando está en transición a una dieta basada en vegetales. Tómelo una comida después de la comida, y luego día a día. No hay necesidad de sentirse intimidado o estresado por seguir este plan de alimentación saludable. Tendrá más éxito si se apega a platos y comidas más sencillas.

Quédese con los Alimentos Enteros

Es fácil ir a base de plantas y alimentos procesados a base de plantas, pero esa no es la mejor manera de cambiar a una dieta saludable. Elija siempre alimentos integrales. Evite los carbohidratos refinados, los sustitutos de la carne procesada y otros productos altamente procesados. Además, no consumas comida chatarra solo porque están etiquetados como veganos o vegetarianos.

338

Consuma una Amplia Variedad de Alimentos Vegetales

Para mantener su dieta equilibrada y proporcionarle todos los nutrientes que necesita, consuma una gran variedad de alimentos a base de plantas, no solo un puñado.

Ahora que está comenzando su viaje hacia un hábito de alimentación más saludable, el éxito es envidiable cuando tiene en cuenta todos estos elementos importantes.

Últimas Palabras

¡Gracias de nuevo por la compra de este libro!

Realmente espero que este libro sea capaz de ayudarle.

El siguiente paso es para que usted pueda unirse a nuestro boletín de correo electrónico para recibir información actualizada sobre los próximos estrenos de libros o promociones. ¡Usted puede registrarse de forma gratuita y como un bono, también recibirá nuestro libro "7 Errores del Fitness que Usted no Sabe que Está Cometiendo"! Este libro bono analiza muchos de los errores más comunes de acondicionamiento físico y desmitifica muchas de las complejidades y la ciencia de ponerse en forma. ¡Tener todo este conocimiento del fitness y la ciencia organizada en un libro accionable paso a paso le ayudará a empezar en la dirección correcta en su viaje de fitness! Para unirse a nuestro boletín de correo electrónico gratuito y obtener su libro gratis, visite el enlace y regístrese: **www.hmwpublishing.com/gift**

Por último, si le ha gustado este libro, entonces me gustaría pedirle un favor, ¿sería tan amable de dejar una reseña para este libro? ¡Podría ser muy apreciado!

¡Muchas gracias, y buena suerte en su viaje!

Acerca el Coautor

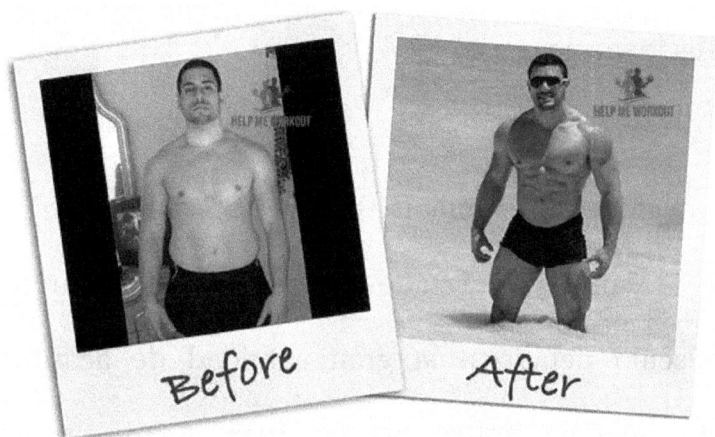

Before   After

Mi nombre es George Kaplo; Soy un entrenador personal certificado de Montreal, Canadá. Comenzaré diciendo que no soy el hombre más grande que conocerás y este nunca ha sido mi objetivo. De hecho, comencé a entrenar para superar mi mayor inseguridad cuando era más joven, que era mi autoconfianza. Esto se debió a mi altura que medía solo 5 pies y 5 pulgadas (168 cm), me empujó hacia abajo para intentar cualquier cosa que siempre quise lograr en la vida. Puede que esté pasando por algunos desafíos en este momento, o simplemente puede querer ponerse en forma, y ciertamente puedo relacionarme.

Para mí, personalmente, siempre me interesó el mundo de la salud y el estado físico y quería ganar algo de músculo debido a la gran cantidad de acoso en mi adolescencia sobre mi estatura y mi cuerpo con sobrepeso. Pensé que no podía hacer nada acerca de mi altura, pero estoy seguro de que puedo hacer algo acerca de cómo se veía mi cuerpo. Este fue el comienzo de mi viaje de transformación. No tenía idea de por dónde empezar, pero recién comencé. Me sentí preocupado y atemorizado a veces de que otras personas se burlaran de mí por hacer los ejercicios de la manera incorrecta. Siempre deseé tener un amigo que estuviese a mi lado y que tuviera el conocimiento suficiente para ayudarme a comenzar y "mostrarme las cuerdas".

Después de mucho trabajo, estudiar e innumerables pruebas y errores. Algunas personas comenzaron a notar cómo me estaba poniendo más en forma y cómo comenzaba a interesarme mucho por el tema. Esto hizo que muchos amigos y caras nuevas vinieran a verme y me pidieran consejos de entrenamiento. Al principio, parecía extraño cuando la gente me pedía que los ayudara a ponerse en forma. Pero lo que me mantuvo en marcha fue cuando comenzaron a ver cambios en su propio cuerpo y me dijeron que era la primera vez que veían resultados reales. A partir de ahí, más personas siguieron viniendo a mí, y me hizo darme cuenta después de tanto leer y estudiar en este campo que me ayudó pero también me permitió ayudar a otros. Ahora soy un entrenador personal totalmente certificado y he entrenado a numerosos clientes hasta la fecha que han logrado resultados sorprendentes.

Hoy, mi hermano Alex Kaplo (también Entrenador Personal Certificado) y yo somos dueños de esta empresa editorial, donde traemos autores apasionados y expertos para escribir sobre temas de salud y ejercicio. También contamos con un sitio web de ejercicios en línea llamado "HelpMeWorkout.com" y me gustaría invitarlo a visitar el sitio web en la página siguiente y registrarse en nuestro boletín electrónico (incluso obtendrá un libro gratis).

Por último, pero no menos importante, si está en la posición en la que estuve una vez y quiere orientación, no lo dudes y pregúnteme... ¡Estaré allí para ayudarle!

Su amigo y entrenador,

George Kaplo

Entrenador Personal Certificado

Descargar otro libro de forma gratuita

Quiero darle las gracias por la compra de este libro y ofrecerle otro libro (al igual que largo y valioso como este libro), "Errores de Salud y Fitness que Usted no Sabe Que Está Cometiendo", completamente gratis.

Visite el siguiente enlace para registrarse y recibirlo:
www.hmwpublishing.com/gift

¡En este libro, voy a analizar los errores de fitness y salud más comunes, que probablemente está cometiendo ahora mismo, y voy a revelar cómo puede conseguir fácilmente la mejor forma de su vida!

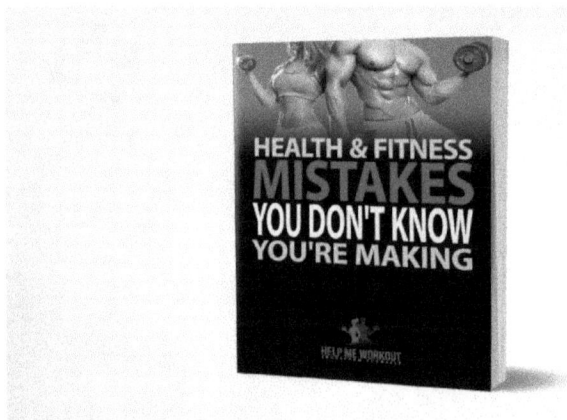

Además de este valioso regalo, también tendrá la oportunidad de conseguir nuestros nuevos libros de forma gratuita, entrar en sorteos y recibir otros mensajes de correo electrónico de mi parte. Una vez más, visite el enlace para registrarse: **www.hmwpublishing.com/gift**

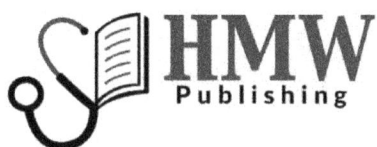

Para más libros geniales visite:

HMWPublishing.com

www.ingramcontent.com/pod-product-compliance
Lightning Source LLC
Chambersburg PA
CBHW060307030426
42336CB00011B/966